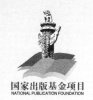

国家出版基金项目
NATIONAL PUBLICATION FOUNDATION

"十三五"国家重点图书出版规划项目

总主编　付小兵

创面治疗新技术的研发与转化应用系列丛书

第19册

糖尿病足相关特殊诊疗技术

TANGNIAOBINGZU XIANGGUAN TESHU ZHENLIAO JISHU

本册主编　温　冰　荣新洲　李炳辉

U0340502

郑州大学出版社

·郑州·

图书在版编目(CIP)数据

糖尿病足相关特殊诊疗技术／温冰，荣新洲，李炳辉主编 . — 郑州：郑州大学出版社，2019. 12

（创面治疗新技术的研发与转化应用系列丛书／付小兵总主编；第 19 册）

ISBN 978-7-5645-6620-3

Ⅰ. ①糖…　Ⅱ. ①温…②荣…③李…　Ⅲ. ①糖尿病足 - 诊疗　Ⅳ. ①R587. 2

中国版本图书馆 CIP 数据核字(2019)第 153795 号

郑州大学出版社出版发行

郑州市大学路 40 号	邮政编码:450052
出版人:孙保营	发行电话:0371-66966070

全国新华书店经销

河南瑞之光印刷股份有限公司印制

开本:880 mm×1 230 mm　1/32	
印张:5.625	
字数:163 千字	
版次:2019 年 12 月第 1 版	印次:2019 年 12 月第 1 次印刷

书号:ISBN 978-7-5645-6620-3　　定价:80.00 元

总主编简介

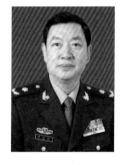

付小兵, 中国工程院院士,教授、创伤外科研究员、博士研究生导师。现任中国人民解放军总医院生命科学院院长,基础医学研究所所长,全军创伤修复与组织再生重点实验室主任,北京市皮肤损伤修复与组织再生重点实验室主任等职务。任南开大学教授,北京大学、中国医科大学等国内 10 余所著名大学客座教授。

学术任职: 国际创伤愈合联盟(WUWHS)执行委员,亚洲创伤愈合学会(AWHA)主席,国务院学位委员会学科评议组成员,国家自然科学基金评委和咨询委员,国家技术发明奖和国家科技进步奖评委,国家高技术研究发展项目("863"项目)主题专家,中国工程院医药卫生学部副主任,中国生物材料学会理事长,中华医学会理事,中华医学会组织修复与再生分会主任委员,中华医学会创伤学分会主任委员、前任主任委员和名誉主任委员,全军医学科学技术委员会常委,全军战创伤专业委员会主任委员,国际《创伤修复与再生杂志》(WRR)、《国际创伤杂志》(IWJ)、《国际下肢损伤杂志》(IJLEW)、国际《创伤治疗进展》(AWC)、《再生医学研究》(RMR)、《中国科学:生命科学》及《中华创伤杂志》(中、英文版)编委,《解放军医学杂志》总主编,《军事医学研究》(MMR)主编等。1995 年国家杰出青年基金获得者,2009 年当选为中国工程院院士,2018 年当选为法国医学院外籍院士。

研究贡献: 长期从事创(战、烧)伤及损伤后的组织修复与再生研究工作,主要包括战创伤医学、组织修复和再生医学以及生物治疗学三大领域。重点涉及火器伤与创伤弹道学、生长因子生物学、干细胞诱导分化与组织再生、严重创伤致重要内脏缺血性损伤的主

1

动修复以及体表难愈合创面发生机制与防控等。20 世纪 80 年代中期曾 4 次赴云南老山前线参加战伤调查和救治,经受了战争的考验并获得宝贵的战伤救治经验。1991 年出版了国际上第一部《生长因子与创伤修复》学术专著,1998 年在国际著名医学杂志《柳叶刀》(Lancet)首先报道了成纤维细胞生长因子对烧伤创面的多中心治疗结果,推动了我国基因工程生长因子类国家一类新药的研发与临床应用,被英国广播公司(BBC)以"把牛的激素变成了治疗烧伤药物"进行高度评价。2001 年再次在《柳叶刀》上报道了表皮细胞通过去分化途径转变为表皮干细胞的重要生物学现象,为组织修复和再生提供了原创性的理论根据,被国际同行以"相关研究对细胞去分化给予了精彩的总结"和"是组织修复与再生的第 4 种机制"等进行充分肯定。2007 年与盛志勇院士一起带领团队在国际上首先利用自体干细胞再生汗腺获得成功,为解决严重创(烧)伤患者后期的出汗难题提供了基础,被国际同行评价为"里程碑式的研究"。2008 年发现并在国际上首先报道了中国人体表慢性难愈合创面流行病学变化的新特征,推动了中国慢性难愈合创面创新防控体系的建立并取得显著效果,被国际同行以"向东方看"进行高度评价,该成果获 2015 年度国家科技进步奖一等奖。

作为首席科学家获国家重点基础研究发展计划项目("973"项目)、国家重点研发计划项目、国家自然科学基金创新群体项目(连续三期)、国家杰出青年科学基金(1995 年度)、全军"十二五"和"十三五"战创伤重大项目等 28 项资助。主编《中华战创伤学》、《中华创伤医学》、《再生医学:原理与实践》、《现代创伤修复学》、英文版 Advanced Trauma and Surgery 和 Cellular Dedifferentiation and Regenerative Medicine 等专著 26 部,参编专著 30 余部,在《柳叶刀》和其他国内外杂志发表论文 600 余篇。特别是 2012 年应《科学》(Science)杂志社邀请,组织中国科学家在该杂志出版了一期有关《中国的再生医学》(Regenerative Medicine in China)的增刊,显著提升了我国再生医学在国际上的影响。获国家和军队二等奖以上成果 23 项,其中以第一完成人获国家科技进步奖一等奖 1 项、二等奖 3 项和省部级一等奖 3 项。培养博士研究生、博士后研究人员等 70 余人。

个人荣誉:1993 年获"国务院政府特殊津贴",被评为"首届全国百名优秀中青年医学科技之星"。1995 年和 2004 年分别获中国人民解放军总后勤部"十大杰出青年"和"科技金星"等荣誉称号。2002 年和 2004 年分别获"求是杰出青年奖"和中国工程院"光华工程科技奖青年奖"。2008 年获"中国人民解放军杰出专业技术人才奖"。2008 年被国际创伤愈合联盟授予"国际创伤修复研究终身成就奖"(Lifetime Achievement Award),为获此殊荣的唯一华人学者。2009 年获"何梁何利基金科学与技术进步奖"。2011 年获中欧创伤修复联盟"终身成就奖"。2012 年当选为"科学中国人(2012)年度人物",并被评为"全军优秀共产党员"。2013 年获"中华创伤医学终身成就奖"和"中华烧伤医学终身成就奖"。2014 年被评为"全军优秀教师"。2016 年被评为全国优秀科技工作者。2012 年和 2018 年分别被中共中央宣传部和中央军委政治工作部作为科技创新重大典型在全国宣传。荣立个人一等功 1 次、二等功 3 次和三等功 1 次。

主编简介

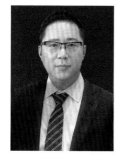

温冰，主任医师，硕士研究生导师。北京大学第一医院整形外科主任，创面治疗中心主任，糖尿病足防治中心主任。

学术任职：亚洲创面技术委员会秘书长、发起人和董事，中华医学会创伤学分会委员，中华医学会组织修复与再生医学分会全国委员，中华医学会糖尿病学分会第八届委员会糖尿病足与周围血管病学组委员，中华医学会北京分会整形外科专业委员会委员，中国医师协会创伤外科医师分会创面治疗医师专业委员会第一届委员会副主任委员，中国医疗保健国际交流促进会创面修复与再生分会顾问，中国医疗保健国际交流促进会整形美容分会委员，中国康复医学会修复重建外科专业委员会北京分会常务委员，北京中西医结合学会烧伤专业委员会副主任委员，北京医学会整形外科分会第七届委员会委员，北京医学会显微外科分会委员。

专业特长：修复重建，显微外科。

学术成就：承担北京市科委课题"糖尿病足筛查路径及诊疗规范研究"及"乳腺癌术后即刻乳房重建规范化流程研究"。2018年首都特色基金"首都特色——糖尿病足分级防控模式在社区应用的效果评价"。

个人荣誉：荣获"新加坡总统银质奖章"，中华医学会创伤学分会组织修复专业委员会创新奖。

主编简介

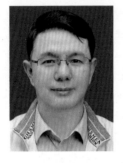

　　荣新洲,医学博士,教授,主任医师,博士研究生导师。英国伯明翰大学高级访问学者。华南理工大学附属第二医院(广州市第一人民医院)烧伤科主任,国家药物临床试验机构烧伤专业负责人,广州市卫生局优秀科技专家,广州市医学重点人才。1979年至1991年就读于中国人民解放军第三军医大学医疗系,在1984年、1988年、1991年分别获得医疗系学士、外科学硕士和博士学位。2006年赴美进行烧伤专业学习。

　　学术任职:中国医师协会烧伤分会委员,中华医学会创伤分会组织修复学组委员,广东省医学会烧伤学会副主任委员,广东省中西医结合学会创面修复分会副主任委员,广东省医学会肠内肠外营养学分会副主任委员,广东省健康管理学会压疮慢性伤口康复专业委员会副主任委员,广州市医学会烧伤整形外科学分会主任委员,中国医疗保健国际交流促进会创面修复与再生分会常委,中国医疗保健国际交流促进会烧伤外科分会常委。《中华烧伤杂志》与《中华损伤与修复杂志》编委。

　　专业特长:烧伤及各种慢性创面研究和治疗,从事烧伤临床科研工作30余年。

　　学术成就:创建广州市第一人民医院烧伤科,并使其成为国家临床药物试验机构;参与发起成立广东省创面修复学会,参与发起成立广东省肠内肠外营养学会,参与发起成立广东省健康管理学会压疮慢性伤口康复专业委员会。承担或完成国家、省、市等多项科研课题。在专业期刊上发表论文80余篇。

　　个人荣誉:1998年获军队医疗成果二等奖1项,2017年获王正国创伤医学"特殊贡献奖"1项。

主编简介

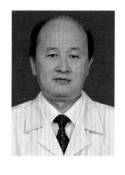

李炳辉,主任医师,硕士研究生导师。华中科技大学同济医学院附属梨园医院创面修复科主任,湖北省慢性创面及糖尿病足医学临床研究中心主任。

学术任职:亚太地区糖尿病肢体问题大会常任理事。

专业特长:长期致力于糖尿病足及其慢性创面的诊疗和基础研究工作。

学术成就:近年来在国内外相关领域代表性杂志以第一作者或通讯作者发表近30篇文章,主持多项国家级及省部级课题。主编《糖尿病足及下肢慢性创面修复》专著1本,副主编《创烧伤整形外科查房实录》专著1本,参编《下肢血管外科》专著1本。

创面治疗新技术的研发与转化应用系列丛书

编委会名单

总主编

付小兵　中国工程院院士、研究员、教授　中国人民解放军总医院

总主编助理

程　飚　教授、主任医师　中国人民解放军南部战区总医院

编委　（以姓氏笔画为序）

王达利　教授、主任医师　遵义医科大学附属医院

王爱萍　主任医师　中国人民解放军东部战区空军医院

王深明　教授、主任医师　中山大学附属第一医院

冉兴无　教授、主任医师　四川大学华西医院

史春梦　教授　中国人民解放军陆军军医大学
　　　　创伤、烧伤与复合伤国家重点实验室

付小兵　中国工程院院士、研究员、教授　中国人民解放军总医院

吕国忠　教授、主任医师
　　　　江南大学附属医院（无锡市第三人民医院）

朱家源　教授、主任医师　中山大学附属第一医院

刘　锐　副教授、副主任医师　黑龙江省医院

刘　暴　教授、主任医师　北京协和医院

刘　毅　教授、主任医师
　　　　中国人民解放军联勤保障部队第940医院

刘宏伟　教授、主任医师　暨南大学附属第一医院

祁少海　教授、主任医师　中山大学附属第一医院

许樟荣　教授、主任医师
　　　　中国人民解放军战略支援部队特色医学中心

1

阮瑞霞　副主任护师、国际造口治疗师
　　　　西安交通大学第一附属医院
李学拥　教授、主任医师
　　　　中国人民解放军空军军医大学第二附属医院
李宗瑜　教授、主任医师　哈尔滨市第五医院
李炳辉　主任医师　华中科技大学同济医学院附属梨园医院
杨彩哲　主任医师　中国人民解放军空军特色医学中心
肖丽玲　主任医师　暨南大学附属第一医院
吴　军　教授　深圳大学第一附属医院
沈余明　教授、主任医师　北京积水潭医院
陆树良　教授、主任医师　上海交通大学医学院、上海市烧伤研究所
周建大　教授、主任医师　中南大学湘雅三医院
郇京宁　教授、主任医师　上海交通大学医学院附属瑞金医院
官　浩　副教授、副主任医师
　　　　中国人民解放军空军军医大学第一附属医院
赵　珺　主任医师　上海交通大学附属第六人民医院
荣新洲　教授、主任医师　华南理工大学附属第二医院
胡大海　教授、主任医师
　　　　中国人民解放军空军军医大学第一附属医院
胡宏鸯　副主任护师　浙江大学医学院附属邵逸夫医院
姜玉峰　副主任医师
　　　　中国人民解放军战略支援部队特色医学中心
姜笃银　教授、主任医师　山东大学第二医院
贾赤宇　教授、主任医师　厦门大学附属翔安医院
徐　欣　教授、主任医师　复旦大学附属中山医院
郭光华　教授、主任医师
　　　　江西省烧伤研究所、南昌大学第一附属医院
黄晓元　教授、主任医师　中南大学湘雅医院
黄跃生　教授、主任医师
　　　　南方科技大学第一附属医院（深圳市人民医院）
曹烨民　教授、主任医师
　　　　上海中医药大学附属上海市中西医结合医院

2

章一新　教授、主任医师　上海交通大学附属第九人民医院
韩春茂　教授、主任医师　浙江大学医学院附属第二医院
程　飚　教授、主任医师　中国人民解放军南部战区总医院
温　冰　主任医师　北京大学第一医院
谭　谦　教授、主任医师　南京大学医学院附属鼓楼医院
魏在荣　教授、主任医师　遵义医科大学附属医院

附：分册主编名单

第1册　创面治疗新技术总论
　　　　付小兵　陆树良　吴　军
第2册　酶与生物清创技术在创面治疗中的应用
　　　　王爱萍
第3册　超声与水刀清创技术在创面治疗中的应用
　　　　李宗瑜　刘　锐
第4册　光、电及磁在创面治疗中的应用
　　　　程　飚　黄跃生　付小兵
第5册　生长因子/细胞因子在创面治疗中的应用
　　　　程　飚　付小兵　韩春茂
第6册　细胞治疗在创面修复中的应用
　　　　史春梦　王达利　周建大
第7册　组织工程在创面治疗中的应用
　　　　韩春茂　姜笃银　付小兵
第8册　氧疗在创面修复中的应用
　　　　刘宏伟　付小兵　肖丽玲
第9册　负压封闭引流技术在创面治疗中的应用
　　　　胡大海　郇京宁　官　浩
第10册　生物敷料在创面治疗中的应用
　　　　吕国忠
第11册　先进敷料在创面治疗中的应用
　　　　李学拥

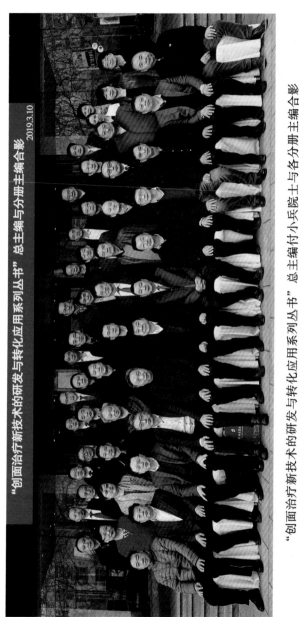

"创面治疗新技术的研发与转化应用系列丛书" 总主编付小兵院士与各分册主编合影

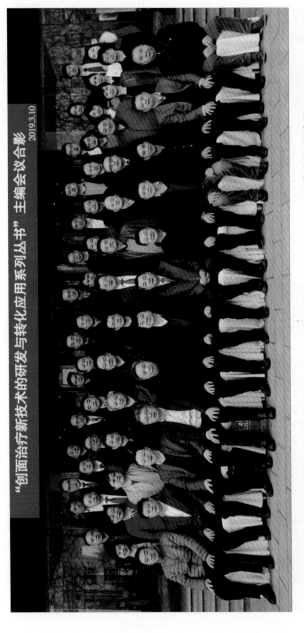

"创面治疗新技术的研发与转化应用系列丛书" 主编会议全体与会者合影

作者名单

主　编

温　冰　主任医师　北京大学第一医院
荣新洲　教授、主任医师　华南理工大学附属第二医院
李炳辉　主任医师　华中科技大学同济医学院附属梨园医院

编　委（以姓氏笔画为序）

王　震　王鹏华　刘　瑾　刘思容　齐　心
严　励　李会娟　李松泽　李炳辉　李恭驰
杨　鸿　杨文波　杨兵全　何　睿　邹利军
沈依萌　张　弩　张　涛　陈家伦　罗颖琪
荣新洲　温　冰　谢　昆　鲍琼林　翟　伟
樊桂成

内容提要

"创面治疗新技术的研发与转化应用系列丛书"第19册《糖尿病足相关特殊诊疗技术》,分6个部分,较系统地介绍了糖尿病足诊疗流程的构建、糖尿病高危足筛查、糖尿病足的相关诊断技术、糖尿病足的减压治疗及支具应用、糖尿病夏科足的管理、糖尿病足创面的外科关闭相关特殊诊疗技术及典型病例。其内容丰富,图文并茂,看图识技,实用性强,便于阅读,可作为创伤外科和创面修复科等相关专业的各级临床医师和初学者的参考书。

创面治疗新技术的研发与转化应用系列丛书
总序

　　创面治疗是古老的医学问题之一,同时在现代社会又有重大的治疗需求,由于社会进步、工农业生产的高速发展以及人们生活方式的改变,现在的创伤和创面治疗与以往相比都发生了很大的改变。一是种类明显增多。除传统的由交通事故、工矿事故、火灾事故以及战争与局部冲突等导致的组织损伤外,由疾病导致的组织损伤与创面也明显增多,如糖尿病与动静脉疾病导致的糖尿病足和下肢动静脉性溃疡创面等。二是发生机制更加复杂。除了创伤和创面本身,其病理生理过程还涉及原始疾病治疗以及老龄化等许多方面,受许多因素的影响,远远超过创伤和创面治疗本身。三是治疗难度加大。由于创伤和创面的发生与发展涉及许多方面,除治疗损伤组织本身外,还需要治疗原发疾病等,如糖尿病足的治疗就涉及创面本身和内分泌代谢、感染控制以及功能重建等。四是占用大量的社会资源与医疗资源。根据我们的初步研究,体表慢性难愈合创面的治疗费用、住院时间与占用的护理成本等均是普通疾病的3倍。五是人们对创伤和创面治疗结果的要求越来越高。希望修复和愈合的创面既没有溃疡发生和瘢痕形成,又达到和损伤以前一样的解剖结构与功能状态,即完美的修复和再生。因此,解决创伤,特别是体表慢性难愈合创面治疗的难题成为医学领域一个值得关注的重要问题,必须加以高度重视。

　　创伤,特别是创面治疗除了外科处理以外,各种治疗技术、方法、药物和材料的应用对缩短创面愈合时间、提高愈合质量和减轻医疗负担起到了重要的作用。特别是近年来,各种新的技术、方法和材料在临床上的广泛应用,对加快创面愈合速度和提高愈合质量起到了非常重要的作用。与此同时，也应当看到，在一些地方由于医护人员对这些新的治疗技术和方法的基本原理缺乏了解，加之临床使用不规范等，这些新的治疗技术和方法没有取得应有的治疗效果，部分地方对新治疗技术和方法的滥用也给创面治疗带来一些不良后果。为此，部分专家强烈建议对这些新技术和方法在临床上的应用进行规范和指导。经过与本领域著名专家较长时间的酝酿和准备，本着以科学性为基础、以实用性为手段、以提高治疗效果为目标的原则，编著出版一套"创面治疗新技术的研发与转化应用系列丛书"，供广大临床医护人员在工作中参考，并由此达到规范临床治疗行为、提高治疗技术和方法或产品的使用效率的目的。为此，本丛书的编写思路归纳起来有以下几方面。

1. 写作目的　进一步推广经过临床验证，在创面治疗中具有实际临床治疗效果的新技术、新方法和新产品；进一步规范这些新技术、新方法和新产品在临床的应用，以提高治疗效果，减少并发症，降低医疗费用等；丛书定位是一套实用性、教材性和普及性的著作，丛书中介绍的治疗技术和方法主要基于专家共识和临床经验，而并非强制性的治疗标准，故仅供临床使用时参考。

2. 编著方式　采用总主编负责下的各分册主编负责制。总主编负责丛书的总体规划、内容选择、分册主编遴选、出版，以及申请国家出版基金和重点图书出版规划项目等事项。分册主编负责该分册参编作者遴选、总体规划、写作、组稿和出版事宜。各分册本身是一部独立的专著，所有分册汇总是一套系列丛书。

3. 写作方法　本丛书基本上采用统一的写作范式（部分分册也可以根据实际情况进行调整），即包括四大部分：第一部分介绍该技术、方法或产品（不涉及具体公司、不涉及具体公司产品，仅仅是对技术、方法或产品发展的介绍）发展的历史；第二部分介绍该技术、方法或产品治疗创面的基本原理；第三部分重点介绍该技术、方法或产品治疗各种创面的实际病例，包括使用方法、典型病例治疗前后照片对比、部分文字介绍，让读者通过这些典型病例，基本了解该技术方法或产品的临床应用等；第四部分介绍该技术、方法或产品临床应用的注意事项（适应证、禁忌证及并发症防治或注意点等）。

此外,丛书还充分利用互联网和信息技术,在正文中印制了二维码,通过扫描二维码可以看到关联的幻灯片、视频、图片等原创数字资源。这些数字资源拓展了文字不易描述的内容,增加了图书的附加价值,使微观事物描述更加形象化,图书内容更加丰富,有利于读者获取更多的知识信息。

科技发展日新月异,各种新的治疗技术、方法与产品不断出现,本丛书选定的治疗技术、方法或产品不一定全面,可能存在局限性与遗漏之处。由于丛书分册比较多,主编处于不同的单位,在写作形式、内容等方面可能存在一些不一致的地方,还望读者提出批评与建议,以利于我们在今后的修订中加以改进,不断完善。

感谢各位分册主编和为本系列丛书做出贡献的各位专家;感谢郑州大学出版社社长张功员和策划编辑李振川以及出版社工作人员为此付出的辛勤劳动;感谢国家出版基金的大力支持。

中国工程院院士
中国人民解放军总医院生命科学院院长
"创面治疗新技术的研发与转化应用系列丛书"总主编
2018 年 6 月 21 日

前言

《糖尿病足相关特殊诊疗技术》是"创面治疗新技术的研发与转化应用系列丛书"中的一册。之所以将其单独提出，原因有二：一是本书的使用者中有相当一部分是肠造口治疗师（enterostomal therapist，ET），其培训内容只涉及造口、失禁和创面治疗基本知识，故将特殊诊疗技术提出，以补充其不足；二是在我国慢性创面的构成中，糖尿病足已成为第一位创面病因。其病死率已超过恶性肿瘤的平均病死率。糖尿病足导致的截肢、死亡等必将成为全社会关注的焦点和巨大的负担。

本书由温冰、荣新洲、李炳辉3位主任携团队历时一年共同完成。北京大学第一医院参编人员：温冰、李会娟、刘瑾、齐心、谢昆、何睿、翟伟、沈依萌。华南理工大学附属第二医院参编人员：荣新洲、张涛、李松泽、樊桂成、刘思容、王震。华中科技大学同济医学院附属梨园医院创面修复科参编人员：李炳辉、王鹏华、严励、张弩、罗颖琪、邹利军、鲍琼林、杨鸿、杨文波、杨兵全、李恭驰、陈家伦。

现就本书写作内容做如下说明：其一，有关创面负压治疗（NPWT）已在其他分册中有所介绍，本册略去；其二，关于生物治疗的相关内容（如干细胞、生长因子、富血小板血浆等），也有专门分册介绍，读者可结合其他分册综合学习；其三，在介绍各种技术手段和方法的章节结尾，读者可扫描二维码进入相关页面查看使用说明和相关文献，其相关内容部分由厂家提供，编者在此说明，并不代表编者的推荐，且与厂家无商业利益相关性；其四，有关糖尿病足多学科协作及诊疗流程与规范的相关内容为我们的经验和研究,有不妥之处请慷慨指正。

诚挚感谢中国人民解放军生命科学院院长付小兵院士和中国人民解放军南部战区总医院程飚教授及郑州大学出版社在本书写作过程中给予的指导和帮助。

温 冰 荣新洲 李炳辉
2018 年 6 月

2

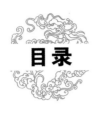

目录

3

1 糖尿病足诊疗流程的构建

1.1 概述

糖尿病足(diabetic foot,DF/diabetes mellitus foot,DMF)是糖尿病(diabetes mellitus,DM)的慢性并发症之一,是与下肢远端神经异常和下肢远端外周血管病变相关的足部感染、溃疡和(或)深层组织破坏,在糖尿病患者中的发生率为1.7%~11.9%,给患者、家庭和社会造成巨大负担。DF治疗主要涉及下肢神经病变、血管病变及局部创面的处理,外延还涉及血糖管理、足部减压、感染控制及足部功能的保全等多个方面。因此,国际糖尿病足工作组(International Working Group on the Diabetic Foot,IWGDF)2015年发布的《糖尿病足治疗与预防的国际临床共识》强调,要根据患者的个体化需要,多学科协作,以减少溃疡和截肢的数量及相关医疗费用。目前我国的糖尿病足多学科协作模式尚在探索中,不同学科的介入时机及控制目标等问题仍缺乏可操作的规范。本章以IWGDF规范及意见为基础,旨在结合我国的实际情况,通过德尔菲法建立糖尿病足多学科诊疗规范指标及流程,为糖尿病足的综合管理提供框架。我国的糖尿病足防控事业虽开始较晚,但发展迅速,全国各糖尿病防治单位都建立了一些初步的流程和规范。本章以北京市科委糖尿病足多学科诊疗规范及流程的构建项目为基础,亦参考中国人民解放军战略支援部队特色医学中心、浙江大学医学院附属第二医院等单位的流程,重点介绍糖尿病足的诊疗流程。

1.2 高危足筛查及其分级

有研究显示,对高危足患者进行早期干预可以预防约 50% 的糖尿病足或截肢的发生。因此,高危足状态筛查在糖尿病足发生过程中具有重要的预防意义。出于简化及优化筛查的目的,糖尿病足筛查流程在相关指南建议的筛查框架基础上增加了粗筛环节,通过简单的病史询问,发现至少存在一项危险因素的患者方可进入细查流程。一方面通过粗筛缩小了筛查范围,节省了人力和时间成本,保证筛查的特异性;另一方面将存在危险因素但无神经血管病变及足畸形的患者纳入 0^+ 级,兼顾了筛查的灵敏度。以上工作保证了高危足筛查和管理的可操作性与合理性(图 1.1)。

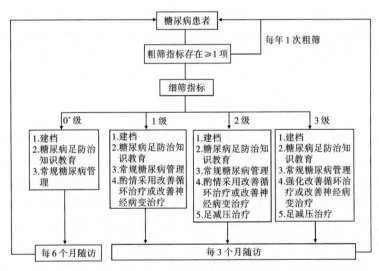

图 1.1 糖尿病足筛查流程

1.3 糖尿病足患者的诊疗流程

对于多学科协作在糖尿病足治疗当中的重要性国际上已有公论。就目前对世界范围内多家糖尿病足中心的考察和研究来看,大部分的多学科协作由内分泌科、介入血管外科、整形或烧伤外科、抗感染治疗科、营养科、骨科及部分康复医学组成。以北京大学第一医院为例:以整形外科、内分泌科、介入血管外科为主干组建的糖尿病足防治团队在实际运行过程中不断扩充——因大量的糖尿病足骨髓炎和夏科关节[(Charcot joint),也称沙尔科关节或夏科特关节;本书采用临床习用的"夏科关节"]病例的出现而加入了医学影像科;因对清创精确性的要求,加入了病理科对清创范围进行验证。作者认为,未来的多学科协作应从以下两个方面进行考察:①以患者为中心,提高工作效率,缩短患者就诊和住院时间;②提高清创、营养支持、组织修复的精确性(包括范围和时机),以达到精准医疗的目的。2015年9月,北京大学第一医院创面治疗中心因严格的质量管理和多学科协作的先进性而获得欧洲伤口管理学会(European Wound Management Association,EWMA)的认证,这也是对中国组织修复学会(Chinese Tissue Repair Society,CTRS)领导下的多学科协作工作的一种肯定。图1.2显示了北京大学第一医院糖尿病足防治中心在北京市科委的主导下形成的糖尿病足诊疗流程。

糖尿病患者高危足筛查及
分级干预规范流程的构建

糖尿病足多学科诊疗规范
指标及流程的构建

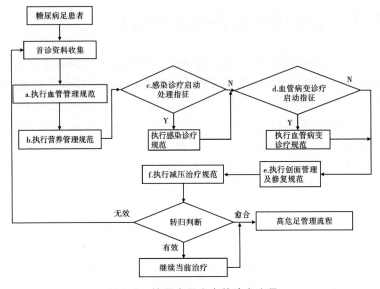

图 1.2　糖尿病足患者的诊疗流程

1.4　糖尿病足预防治疗当中的几个关键点

自 2009 年开始,中国组织修复学会领导下的糖尿病足防治培训已经持续了将近 10 年,其间走过了 28 个省、自治区、直辖市和几乎所有的一线城市。各地区虽有不同的地域特点,但都表现出了共同的问题。结合欧洲伤口管理学会的认证要求和各版指南的推荐,现提出几个需要注意的关键点:①糖尿病足血管病变和神经病变的识别;②早期筛查患者在社区的健康教育;③糖尿病足患者一旦出现感染,应于 24 h 之内收入三级甲等医院住院治疗,其中抗生素和局部处理最好于 8 h 之内完成;④各地对于减压措施的重视不够,减压鞋和鞋垫的普及还有很长的路要走。

(温　冰)

2 糖尿病高危足筛查

2.1 概述

　　糖尿病高危足是糖尿病足的前期状态。它是指糖尿病患者足部并发有严重的周围神经病变和(或)周围血管病变,或同时伴有足畸形,有发生糖尿病足的危险,但尚未破溃成为糖尿病足。它的病理生理基础是糖尿病周围神经病变和(或)周围血管病变。糖尿病周围神经病变(diabetic peripheral neuropathy,DPN)有感觉神经病变、运动神经病变及自主神经病变3个方面。感觉神经病变表现为肢端感觉异常,发生隐匿,刺痛等显性症状较少,感觉减退等隐性症状较多,往往不易发现;运动神经病变主要表现肢端小肌肉的废用和踝反射消失,导致姿势协调能力下降;自主神经病变则表现为汗腺分泌汗液减少,足部皮肤干燥裂缝。外周血管病变(peripheral vascular disease,PVD)或周围动脉疾病(peripheral arterial disease,PAD)主要表现为与动脉粥样硬化等因素有关的管腔狭窄,肢体远端血供减少。这些病变都使足部处于一种抵抗力降低状态,易受到损伤却不易被察觉,且自身修复能力减弱。

　　在DPN/PVD病理生理基础上,如合并足部损伤相关因素就易发展为糖尿病足溃疡(图2.1)。足部损伤相关因素包括足部畸形、胼胝、既往截肢手术史等导致的足底压力异常,皮肤干裂及破损等。足部损伤因素和

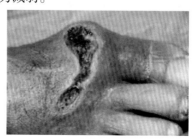

图2.1　糖尿病足溃疡

DPN/PVD 分别单独存在时,均较少发展为难治性溃疡。当两方面因素同时存在时,由于糖尿病患者感觉减退,发现不及时或者肢端缺血等原因,很容易发展为难治性溃疡。而在此过程中,患者对糖尿病足预防意识的不足和足部护理知识的缺乏,也会通过影响足部问题的及时处理,而成为由高危足发展成糖尿病足的促成因素。因此在国际糖尿病足工作组(IWGDF)提出的糖尿病足预防的 5 个基石中,首要的两点就是对高危足进行定期筛查和识别糖尿病足的危险因素,继而进行有针对性的预防干预。

2.2　筛查方法

根据 IWGDF 建议,糖尿病患者应针对足的潜在问题,至少每年进行一次检查。即明确糖尿病诊断后,患者需至少每年进行以下方面检查,见表 2.1。

表 2.1　IWGDF 建议足部检查内容

检查内容	具体说明
病史	询问患者有无溃疡史、截肢史,是否接受过足保护教育,是否独居以及是否赤足行走
神经病变	询问有无神经病变相关症状,例如下肢针刺感或疼痛感
血管状态	询问患者有无跛行、静息痛,检查足部动脉搏动情况
皮肤	检查皮肤颜色、皮温、有无水肿等情况
骨与关节	检查骨关节畸形,例如爪状趾、锤状趾或骨隆突
鞋袜	检查鞋袜内外面

(Apelqvist J, et al. On behalf of the International Working Group on the Diabetic Foot. 2000)

2.2.1　病史评估

（1）足溃疡史　询问患者患病后是否出现过足踝远端的全层皮肤缺损,持续时间超过2周的情况。

（2）截肢史　检查患者有无截肢病史,以及截肢范围。

（3）足部护理教育　询问患者是否接受过由医护人员进行的足部保护教育,内容可能包括足部清洁、足及鞋袜的检查、鞋袜的选择、趾甲修剪、足部异常情况的识别和处理。此外还应询问患者是否独居,就诊是否便利及是否赤足行走。

此部分评估中足溃疡史和截肢史将作为危险分级中3级的判断标准。

2.2.2　周围神经病变的检查

根据《糖尿病足治疗与预防的国际临床共识》和中华医学会糖尿病学分会《中国2型糖尿病防治指南》对神经病变检查的建议,进行以下几方面的检查。

（1）询问患者周围神经病变相关症状和体征　包括疼痛、麻木、感觉异常。

（2）检查内容　进行压力觉、振动觉、针刺觉（定位觉）、温度觉和踝反射5项检查。具体检查方式见表2.2。

表 2.2　周围神经病变检查方法

检查项目	检查方法	判定
压力觉	使用 10 g(5.07 Semmes-Weinstein)尼龙单丝,将单丝垂直置于皮肤表面,给予一定压力使之弯曲。询问患者是否感觉到压力。双侧足底各检查 3 个点(如下图所示),每个点检查 3 次,其中有一次为"假刺激"。详细操作见《糖尿病足治疗与预防的国际临床共识》 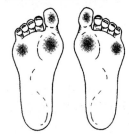	每个点 3 次检查中,有 2 次或 2 次以上错误即判定为该点压力觉异常。3 个点中有 1 个点压力觉异常即判定为该足压力觉异常
振动觉	使用 128 Hz 音叉置于第 1 趾近节趾骨背侧的骨性部分(如下图所示),垂直使用音叉;重复 3 次,其中一次为"假刺激",即此时不振动音叉 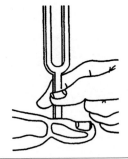	如果 3 次中 2 次或 2 次以上回答错误,则判断为振动觉异常

续表2.2

检查项目	检查方法	判定
针刺觉	嘱患者闭目,检查者用大头针轻刺患者双侧踇趾近端皮肤,嘱患者感到疼痛时做出反应,如发现痛觉减退或过敏区域,需从各个方向用针尖在患区皮肤向外检查,以得到确切的记录。双足均需检查,并对比双侧反应	任意一侧针刺痛觉缺失即为阳性,双侧针刺痛觉均存在时为阴性
踝反射	患者跪于椅子上,两足自然下垂并距椅边约20 cm,检查者用左手把持患者足部使其足轻度背屈,叩击跟腱(如下图所示),正常反应为足向跖侧屈曲	叩击后不能向跖侧屈曲者,为踝反射缺失

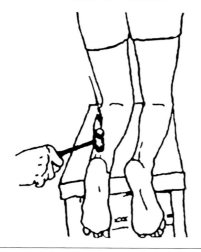

续表2.2

检查项目	检查方法	判定
温度觉	应用 Tip Therm 温度浅感觉检查仪(如下图所示),一端为金属(凉感觉),另一端为聚酯(温感觉)。检查者分别将检查仪两端接触患者足背皮肤任意一点(避开胼胝、溃疡、瘢痕和坏死组织等部位)1～2 s。询问患者冷热端接触顺序 	患者不能辨别或辨别错误为异常。任意一侧温度觉异常即判断为阳性,双侧温度觉正常为阴性

此部分判定方法为:有临床症状者(如疼痛、麻木、感觉异常等),5 项检查中任意一项异常,无临床症状者,5 项检查中任意 2 项异常,认为存在周围神经病变,即周围神经病变筛查阳性。

2.2.3 周围血管病变的检查

《糖尿病足治疗与预防的国际临床共识》中对周围血管病变的筛查判定标准为"有足部动脉搏动消失、间歇性跛行、静息痛等临床症状和(或)通过非侵入性血管检查评估有异常,提示有血液循环不良或损害"。根据上述标准将血管病变的检查分为以下几部分。

2.2.3.1 询问患者有无间歇性跛行、静息痛症状

(1)间歇性跛行 足部、大腿或小腿疼痛,因走路而加重,休息而缓解,同时具有周围血管病变的证据(注:不独立作为判断血管病变的标准)。

(2)静息痛 定位于足的严重的和持续性疼痛,常常可通过足部下垂使疼痛缓解。

2.2.3.2 检查足背动脉和胫后动脉搏动

（1）足背动脉　使用手指置于足背姆长伸肌腱后方触摸动脉搏动（图2.2）。

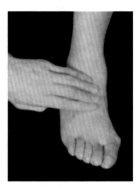

图2.2　检查足背动脉

（2）胫后动脉　使用示指、中指、环指在内踝后方和下方触摸动脉搏动（图2.3）。

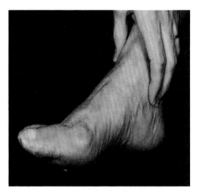

图2.3　检查胫后动脉

2.2.3.3 踝(趾)肱指数检查

踝肱指数(ankle-brachial index,ABI):采用 12 cm×40 cm 袖带置于上臂,以多普勒超声血流仪的多普勒探头置于肱动脉处,测量肱动脉收缩压(取双侧较大值)。袖带置于踝部,多普勒探头分别置于双侧胫后动脉及足背动脉处,分别测量胫后动脉收缩压和足背动脉收缩压。取其高值作为踝部动脉收缩压,计算:

$$ABI = \frac{踝部动脉收缩压}{肱动脉收缩压}$$

如 ABI 值在 0.9~1.3,为正常;如 ABI 值<0.9,考虑存在周围动脉病变;如 ABI 值>1.3,则考虑血管钙化、动脉弹性受损,需参考趾肱指数(toe brachial index,TBI)进行判定。

趾肱指数检查:使用 2.5 cm×10 cm 的小型压力带缠绕踇趾根部,使用多普勒探头于踇趾趾腹寻找动脉搏动最强点,测量趾动脉收缩压,方法同 ABI。计算:

$$TBI = \frac{趾动脉收缩压}{肱动脉收缩压}$$

如 ABI>1.3,而 TBI 值<0.6,提示存在周围血管病变。

根据《糖尿病足治疗与预防的国际临床共识》中周围血管病变筛查判定标准,上述 3 部分检查为下列结果时,提示有周围血管病变可能,即周围血管病变筛查阳性:①静息痛症状;②未触及足背动脉搏动或胫后动脉搏动;③ABI<0.9,或 ABI>1.3 而 TBI 值<0.6。

2.2.4 皮肤状态的评估与检查

2.2.4.1 足部皮肤状态评估

检查者评估患者足部是否出现表 2.3 所见皮肤问题。

表2.3　足部皮肤状态

名称	解释	图例
肤色异常	足部皮肤色素的减少或增多	
水肿	足部组织间隙内过量的体液潴留称为水肿	
干燥脱屑	足部皮肤缺乏水分,片状角质层脱落	
水疱	皮肤的内、外层间异常的组织液蓄积所造成的小水袋	

2

续表 2.3

名称	解释	图例
裂缝	因皮肤干燥而引起皮肤出现小裂隙,常出现在足跟部	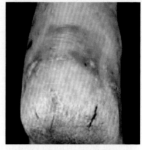
鸡眼或胼胝	鸡眼是局限区域的角质增生,通常直径不超过1 cm,但是深度可达数毫米。胼胝则是较大范围的角质增生,形成板状	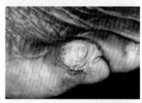
嵌甲	甲板侧缘长入附近的软组织中,插入甲沟,压迫边缘组织,即形成嵌甲	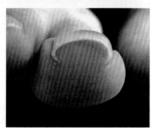
足癣	由真菌感染引起。常在趾腹和趾侧出现水疱,为深在性小水疱,可逐渐融合成大疱。足癣的皮肤损害边界清楚,可逐渐向外扩展。因病情发展或搔抓,可出现糜烂、渗液,甚或细菌感染、出现脓疱等	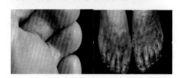

续表2.3

名称	解释	图例
甲癣	甲癣,俗称"灰指(趾)甲",是指皮癣菌侵犯甲板或甲下所引起的疾病。甲真菌病是由皮癣菌、酵母菌及非皮癣菌等真菌引起的甲感染	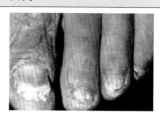

2.2.4.2 皮肤温度检查

患者需要脱去鞋袜在室温下休息 10 min 以上,室内温度稳定在 23～25 ℃,使用红外线温度计在足背中部(足背温度)和跖侧第 1 跖骨头部位(跖侧温度)测量足部皮肤温度。每点测量 3 次取平均值并记录。如双侧对应点皮肤温度相差超过 2.2 ℃,则认为存在异常。该部分只作为皮肤温度检查记录,不作为高危足的判定。

2.2.5 骨与关节检查

2.2.5.1 足部畸形检查

足部畸形筛查包括外翻、足趾挛缩畸形(包括槌状趾、爪状趾和锤状趾)及跖骨头突出。此外还需记录患者截肢或其他足外科手术后的足部异常(表2.4)。

表2.4 足部畸形检查

名称	描述	图示
踇趾外翻	踇趾在第1跖趾关节处向外侧偏斜移位	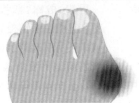
槌状趾	跖趾关节和近侧趾间关节中立位而远侧趾间关节屈曲,造成的足趾末节屈曲畸形,外观类似槌子	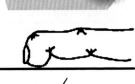
爪状趾	可称为仰趾畸形,它是指跖趾关节过伸,近侧指间关节过屈的一种畸形,从侧面看像是一个倒"V"形,多见于第2趾。足趾末端长时间弯曲在鞋内,引起关节弯曲,形成爪状趾	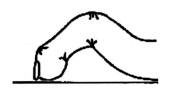
锤状趾	临床上最常见足趾畸形,指足趾近侧趾间关节屈曲挛缩,跖趾关节保持过伸状态,并有时伴有脱位、远端趾间关节中立或背伸,呈鹅颈状。通常是由小的内在肌群(骨间肌或蚓状肌)萎缩,无法保持足趾平行于地面。该畸形可导致跖骨头、趾间关节及趾端部位压力升高	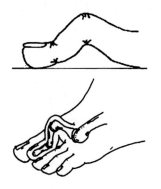

续表2.4

名称	描述	图示
跖骨头突出	正常足的跖骨头外包绕着较厚的纤维脂肪垫,能够吸收足底的压力。糖尿病周围神经病变患者的纤维脂肪垫发生前移或消失,使得跖骨头部位压力剧增,容易出现溃疡。常表现为患者鞋袜或鞋垫在第1跖骨头部位明显磨损或下陷	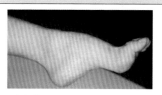 (例:高弓足)

此部分如发现患者存在以下7项中的任意1项,即患者存在足部畸形,判定为高危足2级[即存在周围神经病变、周围血管病变和(或)足部畸形]:①外翻、足趾挛缩畸形(包括②槌状趾、③爪状趾和④锤状趾)及⑤跖骨头突出或由⑥截肢或⑦其他足外科手术后的足部异常。

2.2.5.2 关节活动度检查

关节活动度检查包括踝关节和第1跖趾关节活动度的检查。检查时患者仰卧位,双腿伸直,踝关节保持中立位(表2.5)。

表2.5 关节活动度检查

检查项目	检查方法	判定方法
踝关节活动度	做足跟皮肤与小腿中部连线的垂直线为0°线(见下图左)。检查者以手推动患者足部,使踝关节跖屈和背伸,使用量角器测量跖屈和背屈的最大角度。正常背伸20°~30°,跖屈40°~50°	如背伸最大角度<20°为背伸受限,跖屈最大角度<40°为跖屈受限

2

续表2.5

检查项目	检查方法	判定方法
第1跖趾关节活动度	嘱患者伸直各趾，做第1趾到足跟连线的平行线为0°线，嘱患者做第1跖趾关节屈曲和背伸运动，测量跖屈和背伸的最大角度。正常背伸45°，跖屈30°~40°	如背伸最大角度<45°为背伸受限，跖屈最大角度<30°为跖屈受限

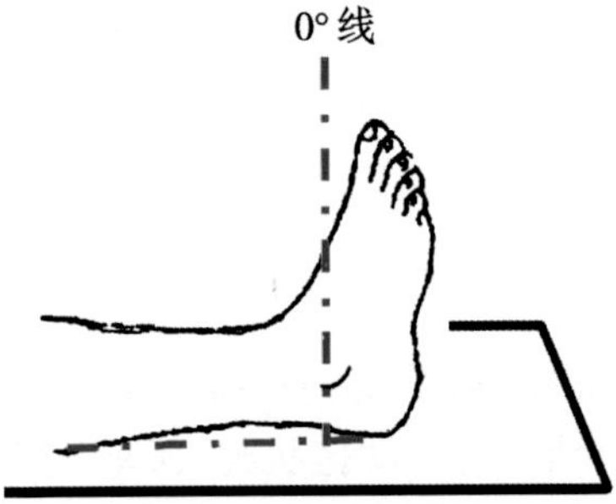

踝关节活动度检查0°线 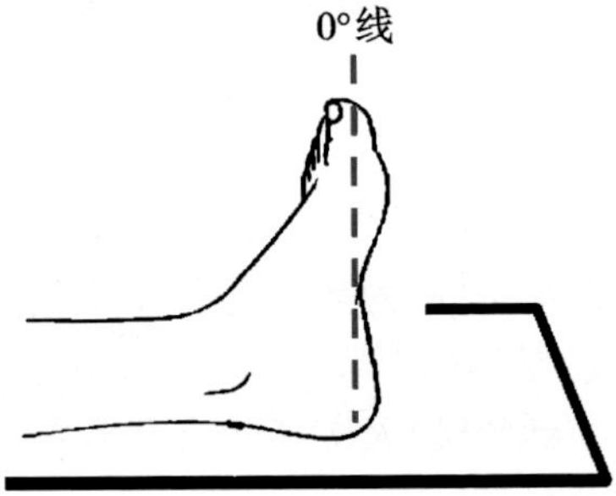　　　第1跖趾关节活动度检查0°线

双足踝关节、第1跖趾关节均需测量，每个部位测量3次取平均值记录测量角度和判定结果。踝关节和第1跖趾关节有一点活动度受限即为该侧足关节活动度受限。该检查仅作为检查结果记录，不用作高危足筛查判定。

2.2.6　鞋袜的检查

（1）鞋子检查　包括以下几方面：①鞋是否足够长？②鞋子前部是否足够宽、足够深？③鞋跟是否足够低（低于2 cm）？④鞋子是否有鞋带固定以防止摩擦？懒人鞋（船鞋，如图2.4）是否适合日常穿着？⑤鞋底是否足够厚以防刺伤？⑥鞋面有无破损，或已出现粗糙的区域，可能会造成刺激，需要更换？⑦鞋内有无异物？⑧趾下方是否呈现过度磨损,提示有踇趾强直? ⑨是否整个足掌面都有磨损,提示有扁平足? ⑩鞋子是否能够避免足趾和足部边缘出现高压力点? ⑪患者平时还会穿何种类型的鞋子? ⑫什么时间穿? 应建议患者居家时也不要穿拖鞋。

（2）袜子检查　包括以下几方面:①袜子是否足够大? ②袜子的各接合部位缝线是否平整? ③袜子是否完好无破洞或补丁? ④袜子的材质是否具有吸水性? ⑤袜子是否过厚,占据鞋子内空间过大?

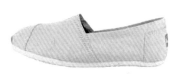

图2.4　船鞋

此部分作为评估记录,为对患者提供鞋袜选择指导提供依据,不作为高危足判定标准。

2.3　糖尿病足风险分级

根据国际糖尿病足工作组制定的《糖尿病足治疗与预防的国际临床共识》,按照有无神经病变、血管病变、足畸形和足溃疡史将糖尿病足风险分为以下4个级别(表2.6)。

表2.6　IWGDF糖尿病足风险分级

级别	分级描述	具体标准	检查频度
3级	有过足溃疡	有足溃疡史或因足溃疡截肢史	1~3个月1次
2级	有感觉神经病变,且周围血管病变和足畸形两者存在一种及以上	血管病变筛查(+)和(或)足部畸形	3个月1次

续表2.6

级别	分级描述	具体标准	检查频度
1级	有感觉神经病变	神经病变筛查(+) 血管病变筛查(−) 无足畸形 无足溃疡史	6个月1次
0级	无感觉神经病变	神经病变筛查(−) 血管病变筛查(−) 无足畸形 无足溃疡史 无截肢史	1年1次

　　其中神经病变筛查、血管病变筛查、足畸形、足溃疡史、截肢史判定标准见本流程相关章节。

（刘　瑾）

糖尿病足风险筛查

3 糖尿病足的相关诊断技术

3.1 概述

糖尿病足是糖尿病下肢并发症中常见的病症之一,其发病率在15%左右,严重时会导致截肢甚至死亡。糖尿病足的皮肤损害形式主要表现为溃疡或坏疽,常常累及深部组织,出现坏死性筋膜炎、骨髓炎等。

糖尿病足组织坏疽临床类型有干性坏疽、湿性坏疽、混合性坏疽3种。①干性坏疽:受累肢端末梢缺血坏死,干枯变黑,病变界线清楚,发展至一定阶段不经处理会自行脱落。此型坏疽约占7.5%,其主要病理基础是中小动脉闭塞所致缺血性坏死。②湿性坏疽:肢端体表局部软组织糜烂,形成浅溃疡,继之溃烂深入肌层,甚则破坏肌腱、骨质受损,大量组织坏死,形成大脓腔,排出较多分泌物。此型坏疽多见,占72.5%,主要病理基础是微血管基底膜增厚所致微循环障碍。③混合性坏疽:约占20%。微循环障碍和小动脉阻塞两类病变并存,既有肢端的缺血干性坏死,又有足和(或)小腿的湿性坏疽。

根据我们近十年的临床及试验观察,发现糖尿病足组织坏疽不仅是病理性损害的结果,同时又是全身性损害的起因。局部大量坏死组织分解物的存留既毒化组织愈合的生长环境,还可伴随淋巴、血液吸收,引起全身性炎症反应、肝肾功能损害、细胞凋亡加速等。全面认识局部坏死组织的影响,对于及时精准治疗糖尿病足具有重要意义。

为了便于治疗及预后,国际上对糖尿病足进行了众多形式的分级。虽然还没有一个分级系统被全世界统一采用,但最常应用的还是 Wagner 分级(表 3.1)。

表 3.1　Wagner 分级

级别	损伤
0	无开放性创面,可以有畸形及胼胝
1	浅表溃疡
2	深达肌腱或关节囊的溃疡
3	深的伴有脓肿、骨髓炎和关节积脓的溃疡
4	局部型坏疽——足前部或足跟
5	整个足的坏疽

在 Wagner 系统中,根据创面的深度和组织坏死的扩展程度将足部损伤分为 6 个等级。这一分级系统没有考虑感染、缺血及其他病变的重要作用,以后有学者修改了这个分级系统,增加了以上这些考虑事项。例如,美国德州大学圣安东尼奥分校(University of Texas at San Antonio,UTSA)的分级系统(表 3.2)将创面深度同时与缺血和感染联系在一起。这个系统已经得到验证,即等级越高的创面能不经重建血供及截肢术而自动愈合的机会越小。目前 UTSA 系统已经在许多临床实践和糖尿病足中心得到广泛应用。

表 3.2　UTSA 分级

溃疡分级		溃疡分期	
0 级	既往有溃疡病史	A 期	无感染、无缺血
I 级	表浅溃疡(累及皮肤和皮下组织)	B 期	有感染(无缺血)
II 级	较深溃疡(深及肌腱或关节囊)	C 期	有缺血(无感染)
III 级	深部溃疡(深及骨或关节)	D 期	感染并缺血

另一种混合的分级系统——PEDIS系统［灌注（perfusion）、大小（extent）、深度（depth）、感染（infection）、感觉（sensation）］评价了5种基本特征，即灌注、范围大小、创面深度组织损失程度、感染及感觉（表3.3）。虽然它还有待实践证实，但它却是由统一的整体所发展而来，因而提供了使用的便利。

表3.3　PEDIS系统

项目	分级			
	1	2	3	4
灌注	正常	不严重的PAD	严重的肢体缺血	—
大小		用创面两最大垂直径的乘积表示		
深度	不超过皮肤全层的溃疡	超过真皮层的溃疡	累及骨/关节	—
感染	无感染症状/体征	仅限于皮肤/皮下的炎症	广泛的局部炎症，超过皮肤/皮下	SIRS（全身炎症反应综合征）
感觉	无保护性感觉丧失	保护性感觉丧失	—	—

注：没有对溃疡大小进行描述

3.2　病史

认识到糖尿病足组织坏死类型和溃疡分级后，对患者进一步的病史询问对于正确诊断与处理同样具有重要意义。

必须从患者身上获取一份全面的包括足部病史在内的病史，病史应包括一些特异性的糖尿病足事件（表3.4）

表3.4 病史

全身病史	足部病史	
	足部总体情况	创面、溃疡情况
糖尿病持续时间	日常活动与工作活动	部位
血糖的处理控制情况	足部保暖	持续时间
心血管、肾和眼部的病变评价	化学物接触	刺激性事件、外伤
	胼胝体	复发情况
同时患有的其他疾病	足部畸形	感染情况
医生处理	既往足部感染	住院情况
营养状况	足部手术史	创面处理情况
个人史:饮酒及药物使用情况	足部神经病变	减轻负荷技术
	间歇性跛行及静息痛	创面反应性
目前正在使用的药物		患者依从性
		对创面愈合的干扰
既往史:住院治疗史,过敏史,手术史		(患者家庭和社会问题等)
		既往足部外伤手术史
		双侧或单侧水肿
		夏科足(神经病变性骨关节病变)病史,针对夏科足的处理情况

3.3 体格检查

任何糖尿病患者在每一次就诊时都必须进行完善的足部检查,并且其应接受至少每年1次的完整的下肢检查。如患者有与糖尿病足有关的不适主诉,应该频繁地接受详细评估,应系统性地对患者进行检查,以避免有些重要方面被忽略。首先对患者进行全身和下肢的整体检查,若发现明显的病变则可以接受进一步详细检查。

足部检查的关键部分已由表3.5详细列出,虽然该表没有明确提到,但患者的一般情况,包括生命体征也应被测定。

表3.5　糖尿病足下肢常用检查

检查项目	检查内容
血管检查	触诊动脉搏动、多普勒检查、皮肤/肢体颜色、温度梯度、测定真皮温度、皮肤的改变
皮肤检查	皮肤表现、胼胝、裂纹(尤其是足后跟部位)、趾甲情况、毛发生长情况、溃疡、坏疽、感染、趾间损伤、足癣、糖尿病的标志
神经检查	振动觉测定、浅压力觉测定、浅触觉测定、两点位置辨别觉测定、痛觉测定、温度觉测定、深部肌腱反射测定、踝阵挛和髌阵挛缩、巴宾斯基征
肌肉骨骼系统检查	生物力学异常、结构畸形、既往截肢术、关节活动受限、跟腱挛缩/马蹄足、肌群肌力测试、足部压力评估

3.4　特殊实验室检查及临床意义

糖尿病足是糖尿病的晚期病损。而糖尿病是一种慢性疾病,以血糖增高为主要特征,并伴有糖、蛋白质及脂肪代谢紊乱的代谢性疾病。糖尿病的并发症具有缓慢性、渐进性、多源性的特点,如果不能对糖尿病并发症做出早期诊断和防治,会给糖尿病患者带来致残、致命的危险,临床上影响糖尿病并发症发生、发展的最主要的因素还是血糖因素。

3.4.1　血糖

血中的葡萄糖称为血糖(blood glucose,Glu)。葡萄糖是人体的重要组成成分,也是能量的重要来源。正常人血糖处于动态平衡的状态,维持在一个相对稳定的水平。空腹血糖检查是糖尿病常规检查中最重要的项目。可以在医院进行抽血通过生化分析仪来检测静脉血浆血糖,更常用的是家用血糖监测仪的试纸检测手指血血糖,这两种方法都是通过葡萄糖氧化酶法反应来获得结果,具有一定的特异性。

3.4.1.1　血糖值参考范围

(1)空腹静脉血浆血糖　3.9~6.0 mmol/L 为正常参考值。

(2)空腹静脉血浆血糖　6.1~6.9 mmol/L 为空腹血糖调节受损(impaired fasting glucose regulation,IFG),应做糖耐量试验。

(3)空腹静脉血浆血糖　≥7.0 mmol/L 应考虑糖尿病。

(4)当空腹静脉血浆血糖　≥11.1 mmol/L 时,不必进行其他检查,即可诊断为糖尿病。但需要重复检测一次确认,避免误差。

3.4.1.2　餐后血糖参考值范围

(1)餐后 1 h 血糖　参考值为6.7~7.7 mmol/L,最多也不超过 11.1 mmol/L。

(2)餐后 2 h 血糖　参考值为≤7.8 mmol/L,如果为 7.8~11.0 mmol/L,则为糖耐量减低(impaired glucose tolerance,IGT)。

(3)餐后 3 h 血糖　餐后 3 h 血糖恢复正常,每次尿糖均为阴性。

3.4.1.3　低血糖诊断

2017 年美国糖尿病学会(American Diabetes Association,ADA)发布的《糖尿病医学诊疗标准》中强调了糖尿病患者自我血糖监测和定期检测糖化血红蛋白 A1c(glycated hemoglobin A1c,HbA1c)的重要性,同时针对低血糖的诊断进行了更新,国际低血糖研究小组将低血糖分为低血糖警戒值、临床症状明显的低血糖及严重低血糖,根据其建议,临床症状明显的低血糖定义为血糖<3.0 mmol/L,低血糖警戒值定义为≤3.9 mmol/L。

3.4.2　葡萄糖耐量试验

(1)葡萄糖耐量试验　葡萄糖耐量试验(glucose tolerance test,GTT,简称糖耐量试验)是国际公认的糖尿病的诊断试验,是测定静脉空腹血糖及葡萄糖负荷后血糖,是糖尿病体检中重要的一项。采用世界卫生组织(World Health Organization,WHO)提出的方法:口服葡萄糖耐量试验(oral glucose tolerance test,OGTT)需要清晨、空腹下进行,成人口服 75 g 无水葡萄糖,溶于 250～300 ml 水中,5～10 min 饮完,空腹及开始饮葡萄糖 2 h 测静脉血浆血糖,儿童按每千克体重 1.75 g 计算。总量不超过 75 g。口服葡萄糖耐量试验判断标准:餐后 2 h 血糖(2-hour postprandial blood glucose,2 h PG)<7.7 mmol/L 为正常,7.8～11.0 mmol/L 为糖耐量减低(IGT),≥11.1 mmol/L 时应考虑糖尿病。上述各个时段的尿糖试验正常人均为阴性。在做糖耐量试验同时,可以采血测定胰岛素、C 肽,了解胰腺 B 细胞在葡萄糖负荷下的最大分泌能力,可以协助判断胰腺 B 细胞的储备功能,尤其对治疗方法的选择有指导意义。

（2）餐后 2 h 血糖检查　餐后 2 h 血糖测定也是诊断和监测糖尿病的一种重要方法。临床上有不少患者,空腹血糖不高,但餐后 2 h 血糖明显增高,也可诊断为糖尿病。常规体检单纯检测空腹血糖几乎要漏诊 50% 的糖尿病患者。

3.4.3　糖化血红蛋白

糖化血红蛋白(glycated hemoglobin,GHb)是血液葡萄糖通过非酶作用,经细胞膜与红细胞内血红蛋白-链缬氨酸结合形成的产物,其合成速率与红细胞所处环境中糖的浓度成正比,血糖和血红蛋白结合生成糖化血红蛋白是不可逆反应,糖化血红蛋白通常可以反映患者近 8～12 周的血糖控制情况。糖化血红蛋白由 HbA1a、HbA1b、HbA1c 组成,其中 HbA1c 约占 70%,且结构稳定,因此被用作糖尿病控制的监测指标。2010—2011 年,ADA 和 WHO 相继将 HbA1c 检测纳入糖尿病诊断标准,并以 HbA1c≥6.5% 作为诊断切点。由于 HbA1c 种族差异性,近年来有学者提出中国成人糖尿病 HbA1c 的最佳切点为 6.2%～6.4%。糖化血红蛋白是衡量血糖控制的"金标准",反映糖尿病患者血糖总体控制情况的指标,也是诊断和管理糖尿病的重要手段。在糖尿病治疗中,糖化血红蛋白水平对评价血糖总体控制及指导治疗方案均有重要的临床意义。

3

（1）糖化血红蛋白正常参考值　　HbA1c 采用亲和色谱或高效液相色谱测定，正常值为 4% ~6% 。对于糖尿病足患者糖化血红蛋白<6% 为控制偏低，易出现低血糖；糖化血红蛋白 6% ~7% 为控制理想；糖化血红蛋白 7% ~8% 为可以接受；糖化血红蛋白 8% ~9% 为控制不好；糖化血红蛋白>9% 为控制差，说明患者持续存在高血糖，会发生糖尿病肾病、动脉硬化、白内障等并发症，同时也是心肌梗死、脑卒中死亡的一个高危因素。此外，妊娠糖尿病仅测血糖是不够的，要控制糖化血红蛋白，对于避免巨大胎儿、死胎、畸胎、子痫前期更有意义。

（2）糖化血红蛋白检测影响因素　　①参考值随年龄增大有一定增加。②高脂血症标本可使结果偏高。③实验室温度、试剂的离子强度、pH 值可对测定结果有一定影响。

（3）糖化血红蛋白检测注意事项　　①HbA1c 不受每天血糖波动的影响，也不受运动或食物影响。②患有血红蛋白异常性疾病的患者，糖化血红蛋白的检测结果是不可靠的，应以空腹和餐后血糖为准。③标准的糖化血红蛋白正常值为 4% ~6% 。治疗初期，每 3 个月监测 1 次，达标后可以每 6 个月监测 1 次。

尽管糖化血红蛋白检查是一个重要的评估指标，但它不能代替日常的自我血糖监测，患者也不能以糖化血红蛋白测试的结果来调整日常胰岛素的用量。此外，不同的实验室测量糖化血红蛋白水平的方法也不尽相同，患者及医生要注意糖化血红蛋白的检查结果。

（4）糖化血红蛋白控制目标　　美国糖尿病学会（ADA）发布的 2016 版《糖尿病医学诊疗标准》中，在糖尿病诊断方面认为：口服葡萄糖耐量试验（OGTT）中的空腹血糖、负荷后 2 h 血糖和糖化血红蛋白 A1c（HbA1c）均可作为判定糖尿病和糖尿病前期的标准，并推荐成人应于 45 岁时开始筛查糖代谢异常。在糖尿病治疗中血糖控制目标延续应用 HbA1c<7.5% 标准，并且将妊娠合并糖尿病的血糖控制目标值 HbA1c 定义为 6.0% ~6.5% ，并根据低血糖的发生情况进行调整。而在 2017 年美国糖尿病学会发布的《糖尿病医学诊疗标准》中 HbA1c 目标：非妊娠成人合理的 HbA1c 目标是<7%；对

于部分无明显低血糖或其他治疗不良反应的患者,建议更严格的 HbA1c 目标(如<6.5%)或许也是合理的。这些患者可能包括那些糖尿病病程较短、仅用生活方式或二甲双胍治疗的 2 型糖尿病患者、预期寿命较长或无明显心血管疾病(cardiovascular disease,CVD)的患者;对于有严重低血糖病史、预期寿命有限、有晚期微血管或大血管病并发症、有较多的伴发病,以及尽管实施了糖尿病自我管理教育、适当的血糖检测、应用了包括胰岛素在内的多种有效剂量的降糖药物,而仍难达标者的病程较长的糖尿病患者,较宽松的 HbA1c 目标(如<8%)或许是合理的。

HbA1c 的控制范围应因人而异,不能一概而论。中华医学会内分泌学分会在 2011 年发布了《中国成人 2 型糖尿病 HbA1c 控制目标的专家共识》,根据患者的年龄、糖尿病并发症、伴发病、治疗方案等因素给出了不同的目标值(表 3.6)。

表 3.6　中国成人 2 型糖尿病 HbA1c 控制目标值

HbA1c 水平	适应人群
<6.0%	新诊断、年轻、无并发症及伴发疾病,降糖治疗无低血糖及体重增加等不良反应;无须降糖药物干预者;糖尿病合并妊娠;妊娠期发现的糖尿病
<6.5%	<65 岁,无糖尿病并发症及严重伴发疾病;糖尿病计划妊娠者
<7.0%	>65 岁,口服降糖药物不能达标,合用或改用胰岛素治疗 ≥65 岁,无低血糖风险,脏器功能良好,预期生存期>15 年;胰岛素治疗的糖尿病患者计划妊娠
≤7.5%	已有心血管疾病者或心血管病极高危者
<8.0%	≥65 岁,预期生存期 5~15 年
<9.0%	≥65 岁,或患恶性肿瘤,预期生存期<5 年;低血糖高危人群;执行治疗方案困难者,如精神或智力或视力障碍;医疗等条件太差

3

（5）糖化血红蛋白指导对血糖的调整 糖化血红蛋白<7.3%时,餐后血糖对糖化血红蛋白的水平影响较大;当在 7.3% ~8.4%时空腹和餐后血糖对糖化血红蛋白的功效差不多;当>8.5%时空腹血糖所扮演的角色更重要,因此糖化血红蛋白水平很高者需要更好地控制空腹血糖水平。糖化血红蛋白在 7% ~8%者要更多干预餐后血糖,减少低血糖反应;>8%者要兼顾空腹和餐后血糖;<8%则侧重于改善餐后血糖。另外,由于糖化血红蛋白反映的是一段时间的平均水平,如定期测的为 6% ~7%,但此次>8%说明以往的治疗方案不能很好地控制血糖,需要新调整治疗方案。另外,糖化血红蛋白增高可改变红细胞对氧的亲和力,显著降低红细胞的顺应性,使组织与细胞缺氧,加速心脑血管并发症的形成;可引起肾小球基底膜增厚,诱发糖尿病肾病;还可引起血脂和血黏滞度增高,是心血管病发生的重要因素。因此监测糖化血红蛋白不论对糖尿病患者疾病控制情况,并发症的预测情况,还是糖尿病患者的筛选等方面都有重要的意义。美国糖尿病协会建议血糖控制满意且稳定的糖尿病患者至少 1 年测 2 次糖化血红蛋白;若血糖控制不满意且需调整方案者,应 1 年测 4 次。另外,计划怀孕的糖尿病妇女,初期每月测 1 次糖化血红蛋白,血糖控制满意后,应每 6 ~8 周测 1 次,直到受孕。同时还应该注意各种贫血,出血性疾病,或用普萘洛尔(心得安)、吗啡、双氢克尿噻等药物可使糖化血红蛋白假性下降,而用大量阿司匹林、维生素 C,肾功能不全,甲状腺功能亢进者可使其增高。应综合考虑,做到全面衡量患者的整体情况。

3.4.4　患者检测与监测误区

（1）不规范自我检测与管理 糖尿病患者要进行自我监测与管理,首先要观察自己的身体健康情况,还要定期检查心脏的大小、节律,下肢情况,有无水肿,眼底是否有问题,是否有皮肤溃疡等。血糖监测很重要,可以帮助患者随时调整饮食、运动及判断疗效。除了自我监测血糖外,了解糖尿病患者的血压情况对于监测糖尿病是否对患者造成了更多损害也非常重要,因为糖尿病患者很容易血压升高,进而对心血管、心脏造成损害。

(2)不及时监测糖化血红蛋白 除了血糖、血压这些糖尿病患者可以自行监测的项目外,糖化血红蛋白的监测也很重要,但为了确保检查结果的准确性,这些监测必须要到医院去做。根据化验结果,医生能判断患者的保健方案是否有效,吃得是否合适,运动是否得当,血糖是否控制得好,是否需要给患者调整治疗方案。有的糖尿病患者看自己空腹血糖和餐后血糖比较正常,就不愿意测糖化血红蛋白,而不能及时反映一段时间里人的总体血糖情况。因此定期监测糖化血红蛋白还是非常重要的。

(3)运动前不测血糖 除了饮食控制,糖尿病患者的运动疗法也很重要。很多糖尿病患者都知道每天要适当活动,却忽略了对运动前血糖的监测。事实上血糖低是不宜运动的,否则可能晕倒。此外,运动中一旦出现头晕等低血糖症状也要立即停下来,必要时还要及时服用一些糖来使血糖达到正常值。

(4)患者不注意护脚 糖尿病足是糖尿病引起的严重并发症之一。对于糖尿病患者来说,即使是轻微的损伤,也有可能引起感染,发生坏疽甚至截肢。因此糖尿病患者一定要注意足部保养和保护。糖尿病患者一旦发现脚部有感染、磨损、水疱等,要及时和医生联系及时处理。美国血管外科协会(American Vascular Surgery Association,SVS)联合美国足病医学协会和血管医学协会发布《糖尿病足治疗指南》,提出糖尿病足的管理推荐标准方案,预防足溃疡,应充分控制血糖,定期进行足部检查并对患者及家属进行相关教育;对有外周动脉病变的糖尿病患者每年应对下肢及足部血管进行评估。

3.4.5 急性炎症反应的实验室检查

糖尿病足患者出现皮肤溃疡及深部组织坏死时,常常伴有全身临床表现,严重时会发生:①畏寒发热,体温>38 ℃或体温<36 ℃;②头痛、头晕、恶心、呕吐、腹胀、面色苍白或潮红、出冷汗;③心率加快、脉搏细速、低血压、呼吸急促或困难;④神志淡漠或烦躁、谵妄和

昏迷;⑤肝脾可增大,严重者出现黄疸或皮下瘀斑等。实验室检查除了一般生化指标外,感染相关检查与炎症反应检查也很重要。

3.4.5.1 炎症相关检查

当糖尿病足出现急性炎症时,可出现白细胞计数、中性粒细胞、单核细胞、C 反应蛋白(C-reactive protein,CRP)、血清淀粉样蛋白 A(serum amyloid A protein,SAA)、降钙素原(procalcitonin,PCT)及红细胞沉降率(erythrocyte sedimentation rate,ESR)等炎症因子升高,其升高程度不仅可以评估感染微生物种类、感染灶范围、感染严重程度、患者反应能力,而且对治疗(如手术)效果及预后也具有参考价值。

(1)C 反应蛋白 CRP 是在感染和组织损伤时由肝细胞合成的一种较为典型的急性时相蛋白,它可以激活补体和加强吞噬细胞功能,从而清除入侵机体的病原微生物和损伤、坏死、凋亡的组织细胞,是一种非特异的炎症标志物,正常参考值<10 mg/L。

(2)血清淀粉样蛋白 A SAA 是在肝脏中合成的急性时相蛋白,健康人在 10 mg/L 以下,当人体有细菌或病毒感染、组织损伤或坏死时,在炎症因子的刺激 4~6 h 后 SAA 水平快速上升,24~48 h 可升高 1 000 倍以上,并在疾病的恢复期迅速下降,因此 SAA 可作为细菌、病毒的早期诊断指标及抗感染治疗预后监测。

(3)降钙素原 PCT 作为一种急性时相反应蛋白,正常人体内血液中并不存在,当机体感染细菌后 1~2 h 迅速升高,而在病毒及非细菌感染时其水平较低,因此其敏感度及特异度均较高,能较好地反映细菌感染状况。

(4)红细胞沉降率 ESR 是指红细胞在一定条件下沉降的速度,用魏氏法检测正常值成年男性为 0~15 mm/h,成年女性为 0~20 mm/h,当出现炎症、组织损伤坏死、恶性肿瘤、贫血、高球蛋白血症、高胆固醇血症时可出现病理性红细胞沉降率加快。

(5)血小板 血小板(platelet,PLT)的检测可判断患者是否处于高凝状态,糖尿病足感染时 PLT 可反应性升高,但常<500×10^{12}/L。

3.4.5.2 细菌学检查

（1）创面分泌物细菌学培养

1）标本送检指征：局部有红、肿、热、痛及功能障碍等急性感染的典型特征；全身出现畏寒、发热、头痛、乏力、食欲减退等全身不适症状，白细胞计数、中性粒细胞、单核细胞、CRP 及红细胞沉降率升高；怀疑有急性化脓性炎症、创伤性感染等疾病时；除非有渗出物，干痂一般不做细菌培养。

2）标本采集：目前从足部创面获取病原菌标本的方法有拭子、刮除、组织活检、细针抽吸活检。研究证明组织活检是确诊创面病原菌的"金标准"，但组织活检容易损伤周围组织并可能导致感染扩散，而拭子法操作简单，标本易于储存运送，临床上广泛运用。临床上标本采集根据脓肿未破、已破溃创面有不同的方法。①封闭式脓肿的标本采集。在病灶局部皮肤表面使用碘酒消毒，再用 75% 的乙醇脱碘，用无菌干燥注射器穿刺抽取并注入无菌试管，也可以切开排脓时，以无菌棉拭子采取。②开放性脓肿的标本采集。首先用无菌生理盐水拭净病灶表面的污染杂菌，一般用无菌棉拭子采取脓液及病灶深部的分泌物，而瘘管则以无菌方法采取组织碎片，放入无菌试管中送检，有时也可将蘸有脓汁的最内层敷料放入无菌试管内送检。③疑为厌氧菌感染标本采集。用无菌干燥注射器抽取深部脓液，排出多余空气，将脓液直接注入封闭厌氧瓶内或直接接种于厌氧培养基中。④疑为放线菌标本采集。常用无菌棉拭挤压瘘管，选取流出脓液中的"硫黄样颗粒"盛于试管内送检，也可用灭菌纱条塞入瘘管内，次日取出送检。

3）注意事项：采集病灶应首先用无菌生理盐水清洗脓液及杂菌再采集，采集前避免病灶局部使用消毒剂或抗菌药物，应在抗生素使用前或停药 1 周后采集标本；严格无菌操作，医师注意自我防护，戴口罩、帽子、穿工作外套；当创伤出血时，敷用药物在 2 h 内及烧伤 12 h 内均不采集标本，此时获得阳性的机会少；标本采集后应立即送检，不能送检标本放 4 ℃冰箱保存，以防杂菌污染，但厌氧菌培养标本只能常温保存，通常细菌学检查标本存放不能超过 24 h，病毒检测标本 4 ℃存放 2 ~ 3 d;尽量取化脓组织与正常组织交界处脓汁,交界处活菌较多;采集标本需足量,避免假阴性;采集标本时注意观察脓汁及分泌物的性状、颜色及有无恶臭味等,为培养和鉴定提供参考依据,如脓汁带绿色时,可能是铜绿假单胞菌感染,有恶臭可能是厌氧菌感染等;对于全身中毒反应患者需进行血培养;厌氧菌感染的脓液常伴腐臭,应注意。

(2)糖尿病足创面细菌学分布情况 以往革兰氏阳性球菌最多见,尤其是葡萄球菌,是软组织及骨感染最常见的病原菌;革兰氏阴性菌和厌氧菌也可以分离到,多在慢性及坏死性感染可发现;假单胞菌常可导致严重的组织损坏;真菌较少出现。但近年来由于抗生素的广泛使用,糖尿病足创面细菌分布已经出现大规模变迁,以革兰氏阴性菌最多见(50% 以上),其中铜绿假单胞菌、大肠埃希菌、奇异变形菌最为多见,革兰氏阳性球菌退居第二,其中金黄色葡萄球菌和肠球菌较为多见,真菌出现大幅度上升,高达 10% 左右。

3.4.6 溃疡局部病理学检查

病理学切片检查的意义在于:①是否合并其他病理损害,为临床治疗提供鉴别诊断;②手术清创是否彻底,创周的组织是否正常。当然,局部病理选取的点最好是创面边缘,必要时送冰冻快速切片。

3.5 特殊检查及意义

3.5.1 皮肤检查

足部是糖尿病这个多系统疾病的一个复杂的靶器官。糖尿病发生下肢血管闭塞动脉硬化与周围神经病变合并过高机械压力,可使足部缺血、感觉减退,容易发生感染、损伤、溃疡,甚至坏疽,统称为糖尿病足。发生率为 15% ~ 25%。早期足趾发绀、静脉淤血、麻木、针刺感、皮温降低,后期逐步或突然发生湿性坏疽。

糖尿病足的皮肤改变与检查如下。

（1）皮肤感觉异常　糖尿病患者可出现感觉神经病变，从足趾开始麻木及针刺感，逐步发展为严重的感觉丧失和神经性溃疡，热敏感度下降。感觉改变通常呈袜套样表现，首先累及肢体远端，然后向近端发展。轻触觉、本体感觉、温度觉和疼痛感知的共同减弱；运动神经病变表现为足内在肌萎缩，出现爪状趾畸形；自主神经受累表现为皮肤正常排汗、温度及血运调节功能丧失，导致局部组织柔韧性降低，形成厚的胼胝及更易破碎和开裂。患者常因感觉功能的丧失而受伤。研究认为糖尿病神经病变是糖基化终产物在神经细胞内不断堆积造成。

全面的神经学检查：反射、运动和感觉功能的检查。定性的感觉检查，如轻触觉、两点辨别觉、针刺觉和本体感觉。定量的感觉检查，最常使用 Semmes-Weinstein 尼龙单丝进行压力检查。

（2）糖尿病性泌汗异常　这是糖尿病患者自主神经病变导致的。临床表现多样，可从没有任何症状到足部异常寒冷、瘙痒或烧灼感，无汗，偶尔伴有其他部位出汗过多（受累部位失去温度调控功能的一种代偿机制）。汗液定量测定认为自主神经损伤与感觉神经病变的严重程度呈现相关性。

（3）脱屑　由于糖尿病足皮肤汗液分泌异常、糖基化终末产物堆积、局部缺血缺氧、炎症反应和神经病变等情况的影响，足部、踝及小腿皮肤常表现出明显的干燥、脱屑。

（4）色泽　糖尿病足早期足部皮肤色泽一般无特殊改变，随着糖尿病病程的延长，足部长期处于缺血、缺氧状态，局部常出现色素沉着，糖尿病足患者足部皮肤常较正常皮肤晦暗。糖尿病足晚期由于血管病变而产生动脉或静脉闭塞导致局部缺血或淤血（动脉闭塞导致肢体远端缺血而皮肤色泽苍白，静脉闭塞导致肢体远端淤血而呈现紫红色或灰褐色）。如发生干/湿性坏疽，可见坏死部分呈现黑色。合并明显感染时创周皮肤常可见明显红肿。

（5）渗出及分泌物　因动脉闭塞导致的干性坏疽一般没有明显渗出及分泌物，合并感染时可有少许深处及脓性分泌物；湿性坏疽时常伴有多量渗出及分泌物，分泌物多为厌氧菌感染所形成，多为灰褐色分泌物。

(6)异味 糖尿病足局部组织坏死,并且常合并厌氧菌感染,厌氧菌感染常可闻及明显恶臭味。这种恶臭为坏死组织分解所产生的腐胺、尸胺等所产生的。彻底清创后由于坏死组织的去除,异味也随之消失。

(7)皮温及足背动脉搏动 不论是动脉闭塞还是静脉闭塞,糖尿病足患者足部常出现皮温降低,触诊可明显感觉患者足部皮肤温度降低("干冷"或"湿冷")。糖尿病足皮肤温度的降低一般与血管闭塞程度相关。

(8)糖尿病性肌萎缩 糖尿病患者感觉神经病变的同时可有运动神经的损伤,可突然或逐步出现。足部是最常见的发病部位,骨间肌萎缩使足部负重变宽、足趾向上,跖部脂肪垫向前运动而使足部形状改变。

(9)溃疡与畸形 糖尿病患者的很多足部并发症起自感觉性神经病变及轻度的自主与运动神经病变。其中感觉神经病变合并过高的机械应力,是引起足部溃疡和感染的主要始动因素。炎症与组织损害是一定程度的反复应力作用于一个特定的失去感觉的区域的结果。来自地面、鞋子或其他邻近足趾的压力或剪切力导致溃疡形成,由于缺乏正常的神经保护机制,溃疡常因骨突的存在而加重。自主神经系统的病变造成皮肤正常排汗调节功能、皮肤温度调节功能和血运调节能力丧失,导致局部组织柔韧性降低,形成厚的胼胝及更易破碎和开裂。此外,正常排汗能力的丧失阻断了局部组织的再水化,造成组织进一步破坏,使得深部组织更易于细菌定植。运动神经病变在糖尿病足的发病中也起到了一定作用,足内在肌的挛缩造成典型的爪状趾畸形。跖趾关节的过伸也被证明能够直接增加跖骨头下压力,使得该部位更易形成溃疡。近趾间关节屈曲造成突起的趾间关节背侧与趾尖跖侧形成溃疡的风险增加,而血管病变又使得破坏的组织难以愈合。

(10)感染 自主神经功能障碍导致皮肤软组织破坏,造成外源细菌侵入。化学趋向性改变导致白细胞反应效率低下。此外,高血糖、氧分压降低和营养不良等可共同引发组织水肿、酸积聚、高渗和低效无氧代谢。此类环境适合细菌生长,并阻碍了白细胞的功能。此外,血管疾病可造成抗生素运输受限,进一步造成细菌清除效率降低,导致局部软组织感染,甚至骨髓炎的形成。

应行双下肢膝关节以下部分的彻底查体。查体要至少每年进行 1 次,对于高危人群应更为频繁。需要观察记录的问题有:步态异常、鞋子的磨损情况,以及血管搏动、毛发生长、皮温和毛细血管再充盈情况,观察足与足跟部的畸形与组织破坏、溃疡的位置与大小、有无水肿或炎症的表现。

3.5.2 血管检查

糖尿病下肢动脉血管病变(lower extremity arterial disease, LEAD)又称周围动脉疾病(peripheral arterial disease,PAD)或外周血管病变(peripheral vascular disease,PVD),是糖尿病的严重并发症之一,是导致糖尿病足部溃疡和糖尿病足截趾/肢重要原因。评估糖尿病足下肢血管病变方法有患肢皮温测定、动脉触诊、踝肱指数(ABI)/趾肱指数(TBI)测定、经皮氧分压(transcutaneous oxygen pressure,$TcPO_2$)测定、彩色多普勒血流显像(color Doppler flow imaging,CDFI)、计算机断层扫描血管造影(computed tomography angiography,CTA)、磁共振血管造影(magnetic resonance angiography,MRA)及数字减影血管造影(digital subtraction angiography,DSA)检查等。

3.5.2.1 皮温的测定

皮温的测定是一种相对较为简便的检查方法,触摸皮温同时可通过观察皮肤色泽的改变大致判断,皮温降低、皮肤灰暗常提示病变较重,但皮温无明显降低并不代表下肢血管病变轻微或无病变,皮温升高反而可能与糖尿病足合并炎症反应有关,加之受环境温度、患者状态的影响,结果不够客观,可作为诊断糖尿病下肢血管病变的重要依据。

3.5.2.2 下肢动脉触诊

足背、胫后动脉触诊是判断下肢动脉供血不足的简单快捷方法,根据其动脉搏动情况判断糖尿病大血管病变情况。足背动脉和胫后动脉搏动存在与否是观察 PAD 重要的指标,足背动脉搏动消失往往提示患者存在严重的周围血管病变,足背动脉、胫后动脉搏动都消失则预示 PAD 的发生。

3.5.2.3 踝肱指数和趾肱指数测定

(1)踝肱指数(ABI) 指踝部动脉收缩压与上臂肱动脉收缩压的比值。ABI 检查操作简便,测得的数值可初步判断下肢缺血的严重程度,但它不能明确病变具体部位,可作为诊断下肢动脉闭塞症的依据,是不可缺少的筛选性检查。ABI 存在一些局限,在有严重动脉中层钙化,例如高龄、糖尿病患者和肾病中末期的患者,伴有远端腹主动脉或髂总动脉的狭窄或闭塞,锁骨下动脉狭窄闭塞等疾病的情况下可能导致不正常的 ABI 值。

ABI 测量值说明:① 0.91~1.30 为正常;② 0.71~0.90 为轻度周围动脉疾病;③ 0.41~0.70 为中度 PAD;④ 0~0.40 为严重程度 PAD;⑤ >1.30 为下肢动脉中层钙化。

(2)趾肱指数(TBI) 指足趾动脉收缩压与肱动脉收缩压的比值。对于老年患者,长期糖尿病和长期透析患者因血管中膜钙化,ABI 不能有效评估血管病变程度时,可通过测定 TBI 评估血管供血情况。

3.5.3 经皮氧分压测定

经皮氧分压($TcPO_2$)测定能很好反映出下肢血管尤其是踝以下皮肤微循环状态,进而反映周围动脉灌注情况,是一种操作简单、无创性的微血管病变检测的重要手段。根据 $TcPO_2$ 检测结果将双下肢血管情况分为 2 级。

1 级:$TcPO_2$>5.33 kPa(40 mmHg)示血管正常。

2 级:$TcPO_2$<5.33 kPa(40 mmHg)示血管缺血病变。

$TcPO_2$测定的结果受环境温度、患者准备情况、测定部位皮肤厚度、水肿、炎症等因素影响。

3.5.4 血管彩色多普勒超声

彩色多普勒超声(color Doppler ultrasound)检查具有安全、廉价、无创的特点,能直接显示病变动脉部位、程度及范围,对下肢动脉的血管形态学、血管狭窄度、局部血流动力学改变及斑块特征进行动态观测,敏感度较高,重复性好,易为患者接受,可以早期预防、早期干预,为临床早期诊断提供可靠依据。

彩色多普勒超声是一种既能精确地确定病变部位、程度及长度,又安全、价廉的无创检查方法。一般认为,超声检查对减少坏疽形成,降低致残率有重要意义。

彩色多普勒超声检查以其直观、无创、敏感度高、可反复对比跟踪检查的特点,显示斑块情况、血管狭窄度、局部血流动力学改变及斑块形态特征。

3.5.5 计算机断层扫描血管造影

下肢计算机断层扫描血管造影(CTA)可准确显示病变部位、范围、程度、侧支和闭塞支,能准确直观地反映下肢血管的立体解剖特点,空间分辨率高,可获得血管外结构信息。与数字减影血管造影(DSA)相比,具有密度分辨率高、可显示DSA未显示的分支血管、并发症低、检查时间短等优点,为糖尿病PAD的诊断与临床判定手术适应证和制订手术方案提供重要依据。

3.5.6 磁共振血管造影

下肢磁共振血管造影(MRA)也是常用的无创性诊断方法,可显示血管的解剖部位和狭窄程度。但MRA图像有时会夸大动脉狭窄程度,体内有铁磁性金属植入物时不适合行MRA。缺点是扫描时间长、老年或幼儿患者耐受性差。

3.5.7 数字减影血管造影

数字减影血管造影是诊断糖尿病下肢动脉病变的"金标准"，对细小血管的分辨率高，检查显像清晰、准确，可以清楚地显示下肢动脉从腹主动脉末段至足背动脉各个节段完整的血管树状结构，还可以直观地观察血管病变状态及了解侧支循环的建立情况。但具有射线辐射损伤、碘剂过敏、侵入性损伤等缺点。

3.5.8 神经肌肉检查

糖尿病周围神经病变(DPN)是指在排除其他原因的情况下，糖尿病患者出现周围神经功能障碍相关的症状和(或)体征。

3.5.8.1 流行病学

糖尿病诊断 10 年内常有明显的临床糖尿病周围神经病变的发生，其患病率与病程相关。神经功能检查发现60% ~90%的患者有不同程度的神经病变，其中30% ~40%的患者无症状。在吸烟、年龄超过 40 岁及血糖控制差的患者中神经病变的患病率更高。

3.5.8.2 分型

糖尿病周围神经病变可根据不同的临床表现进行分型，最常见的分型如下。

(1)远端对称性多发性神经病变　此病变是糖尿病周围神经病变最常见类型。

(2)局灶性单神经病变　或称为单神经病变，可累及单脑神经或脊神经。

(3)非对称性的多发局灶性神经病变　同时累及多个单神经的神经病变称为非对称性多发局灶性神经病变(或多灶性单神经病变)。

(4)多发神经根病变　其最常见为腰段多发神经根病变，主要为 L_2、L_3 和 L_4 等高腰段的神经根病变引起的一系列症状。

(5)自主神经病变　糖尿病自主神经病变(diabetic autonomic

neuropathy,DAN)是糖尿病常见的并发症,可累及心血管、消化、呼吸、泌尿生殖等系统。

3.5.8.3 病因、发病机制及病理学

(1)病因和发病机制 糖尿病周围神经病变的发病原因和发病机制目前尚未完全阐明,现认为其主要为代谢紊乱所导致的氧化应激、血管性缺血缺氧、神经生长因子(nerve growth factor,NGF)缺乏等。另外,自身免疫因素、维生素缺乏、遗传和环境因素等也可能与 DPN 的发生有关。

(2)病理学改变 糖尿病周围神经病变的主要病理变化是无髓鞘神经纤维轴突变性,甚至消失;有髓鞘神经纤维髓鞘节段性或弥散性皱缩或脱髓鞘,以及髓鞘再生引起郎飞结的结间长度改变。

3.5.8.4 诊断

(1)病史 详细询问病史,包括糖尿病类型及病程、糖尿病家族史、吸烟史、饮酒史、既往病史等。

(2)症状及体征

1)远端对称性多神经病变:病情多隐匿,进展缓慢;主要症状为四肢末端麻木,刺痛,感觉异常,通常呈手套或袜套样分布,多从下肢开始,对称发生,呈长度依赖性。症状夜间加剧。体格检查示足部皮肤色泽黯淡,汗毛稀少,皮温较低;痛觉、温度觉、振动觉减退或缺失,踝反射正常或仅轻度减弱,运动功能基本完好。

2)局灶性单神经病变:主要累及正中神经、尺神经、桡神经及第Ⅲ、Ⅳ、Ⅵ和Ⅶ脑神经,面瘫在糖尿病患者中的发生率也高于非糖尿病患者。大多数在数月后自愈。

3)非对称性的多发局灶性神经病变:起病急,以运动障碍为主,出现肌肉无力、萎缩,踝反射减弱,大多数会在数月后自愈。

4)多发神经根病变:腰段多发神经根变性发病多较急,主要见于下肢近端肌群受累,患者通常表现为单一患肢近端肌肉疼痛、无力,疼痛为深度的持续性钝痛,晚上为重,2~3 周内出现肌肉萎缩,呈进行性进展,并在 6 个月后达到平台期。

5)自主神经病变:①心血管自主神经症状,如直立性低血压、晕厥、冠状动脉舒缩功能异常、无痛性心肌梗死、心搏骤停或猝死。②消化系统自主神经症状,如便秘、腹泻、上腹饱胀、胃部不适、吞咽困难、呃逆等。③泌尿生殖系统自主神经症状,如排尿障碍、尿潴留、尿失禁、尿路感染、性欲减退、阳痿、月经紊乱等。④其他自主神经症状,如体温调节和出汗异常,表现为出汗减少或不出汗,从而导致手足干燥开裂,容易继发感染。另外,由于毛细血管缺乏自身张力,致静脉扩张,易在局部形成"微血管瘤"而继发感染。对低血糖反应不能正常感知等。

(3)神经系统检查

1)筛查方法:筛查常用方法如下。

ⅰ.痛觉:主要通过测定足部对针刺所引起的疼痛的不同反应来初步评估末梢感觉神经的功能情况。采用触觉检查笔的钢针头端,操作如下:①用钢针头在患者的指尖进行测试,让患者了解检查的目的性;②钢针头检查应避开有溃疡、胼胝、瘢痕和坏死组织部位;③检查时,不要让患者看见检查过程,双足分别检查3个点,分别为踇趾趾腹、足底第1跖骨、第3跖骨,钢针头下压至凹槽指示点时,询问患者是否有痛感,分别记录双足各测点的结果。测量结果≤40 g推力则为正常,>40 g推力则为异常。

ⅱ.温度觉:通过特定的仪器根据不同温度的变化来测定足部对温度变化感觉的敏感性。逐步变性的感觉神经通路同时影响温度感受器和机械感受器,足底高温加上感觉缺失可使患者易患足溃疡。糖尿病足溃疡可分为神经性、缺血性与混合性。平均而言,神经性溃疡的发生率为40%,而缺血性溃疡发生率只有10%。神经纤维松解法的常规测量结合热量技术,可提高糖尿病研究质量并有助于检测糖尿病足。糖尿病早期即有温度觉的改变,温度辨别阈反映神经小纤维的功能,临床上用不同的方法如电触点测温法、皮肤温度阈值测定法、红外热显影法及液晶热像摄影法测定皮肤温度,以评估神经小纤维功能。

ⅲ.压力觉:常用 Semmes-Weinstein 尼龙单丝(5.07/10 g 单丝)

进行检测。以双足踇趾及第 1、第 5 跖骨头的掌面为检查部位(避开胼胝及溃疡的部位),将单丝置于检察部位压弯,持续 1～2 s,在患者闭眼的状况下,回答是否感觉到单丝的刺激,于每个部位各测试 3 次,3 次中 2 次以上回答错误则判为压力觉缺失,3 次中 2 次以上回答正确则判为压力觉存在。

ⅳ.振动觉:常用 128 Hz 音叉进行检查。将振动的 128 Hz 音叉末端置于双足踇趾背面的骨隆突处各测试 3 次,在患者闭眼的状况下,询问能否感觉到音叉的振动,3 次中 2 次以上回答错误判为振动觉缺失,3 次中 2 次以上回答正确则判为振动觉存在。

ⅴ.踝反射:患者仰卧,髋及膝关节稍屈曲,下肢取外旋外展位,检查者用左手轻托患者足底,使足呈过伸位,右手持叩诊槌叩击跟腱。正常反应为足向跖面屈曲;若无反应则为异常。根据踝反射情况分为亢进、减弱及正常,反映下肢深感觉的功能情况。

2)神经电生理检查:神经电生理检查,如神经传导检查(nerve conduction study,NCS),适用于经上述检查后高度怀疑 DPN 但尚未确诊的患者,可评估周围有髓鞘的粗纤维神经传导电信号的能力,若出现神经髓鞘、郎飞结、轴索病变,则检查结果异常。通常检测正中神经、尺神经、腓总神经、胫神经及腓肠神经等。

神经传导功能检查可以评估周围神经传递电信号的能力,可早期发现亚临床神经病变,且敏感性、特异性、可重复性均较好,故可作为独立诊断 DPN 的标准。检查常用指标有:神经传导速度(nerve conduction velocity,NCV)、潜伏期、F 波、振幅。2009 年中国医师协会指出神经传导速度有 2 项或 2 项以上减慢提示为 DPN。日本 2002 年修订的糖尿病多发性神经病变简易诊断标准中提出,在神经传导检查中,有 2 个以上神经分别有 1 项以上检查的项目(传导速度、振幅、潜伏时间)明显异常,可认为是神经损害。NCV 对神经纤维节段性脱髓鞘的敏感性较高,可动态反映神经受损的程度,但神经传导功能检查测定的是大的有髓鞘神经纤维(Act 和 AB)的传导功能,对鉴别小神经纤维病变及脱髓鞘的神经纤维病变不敏感。

3)形态学检查:常用方法如下。

ⅰ.皮肤活检:为创伤性检查,多在临床研究中采用。取直径 3 mm 的皮肤观察表皮内神经纤维密度及平均神经分支长度,主要评估细神经纤维病变。皮肤活检是诊断和进行周围神经病变分期的新微创技术。皮肤活检可采用免疫组织化学的方法标记表皮神经纤维中的蛋白基因产物〔(protein gene product 9.5,PGP9.5)为细胞内泛素羧基末端水解酶-1(ubiquitin carboxyl terminal hydrolase-1,UCH-L1),存在于所有神经元〕,定量分析介导痛觉及温度觉的表皮神经纤维密度和形态改变,且可以评估各种神经纤维类型,包括小无髓鞘神经纤维。使用这种技术评估远端对称的神经病变如 DPN,可以对疾病进行分期,评估病变进展情况和潜在的治疗效果。与腓肠神经活检相比,皮肤活检取材方便,创伤性小,对小纤维神经病变更敏感,可用于确定临床表现和电生理无阳性发现的周围神经病变的存在。

ⅱ.神经活检:为创伤性检查,多在临床研究中采用。神经活检一般选取外踝后方的腓肠神经,在显微镜下观察神经纤维的形态和生化特征及脉管系统。通过神经纤维密度、神经纤维脱髓鞘程度、无髓鞘神经纤维变性和神经纤维再生等指标,反映 DPN 程度。由于神经活检是一种侵入性检查,且不能反映完整的神经反应环功能,也不能反映神经末梢和细小神经纤维的病变,在临床试验中的使用仍有争议,一般不推荐用于 DPN 的常规诊断。

4)其他诊断和评估方法如下。

ⅰ.定量感觉检查(quantitative sensory testing,QST):QST 检查仪器具有多种感觉测量模式,其中轻触觉及振动觉可评估有髓鞘的粗神经纤维功能,痛觉、温度觉可评估薄髓鞘或无髓鞘的小细神经纤维功能。该检查主观性强,可作为辅助诊断。

ⅱ.振动觉阈值(vibration perception thresholds,VPT)测定:简便、无创、重复性好、患者顺应性好,临床上常以 VPT>25 V 作为评判足溃疡风险的重要指标。

ⅲ.神经功能评分:较详细全面,如密歇根评分法包括一份由患者完成的 15 个问题组成的症状问卷和一份简单的由医生完成的足部体检量表,多用于 DPN 的流行病学调查。

ⅳ. 脊神经根的冠状位磁共振成像(magnetic resonance imaging, MRI):疑为多发神经根病变者,可进行脊神经根的冠状位 MRI 的 T1 加权像薄层(2~3 mm)扫描检查,有助于鉴别诊断与确诊。

(4)诊断标准

1)糖尿病周围神经病变的诊断标准:①明确的糖尿病病史;②在诊断糖尿病时或之后出现的神经病变;③临床症状和体征与 DPN 的表现相符。

以下 5 项检查中如果有 2 项或 2 项以上异常则诊断为 DPN:①温度觉异常;②尼龙丝检查,足部感觉减退或消失;③振动觉异常;④踝反射消失;⑤神经传导速度(NCV)有 2 项或 2 项以上减慢。

排除其他病变如颈腰椎病变(神经根压迫、椎管狭窄、颈腰椎退行性变)、脑梗死、吉兰-巴雷综合征(Guillain-Barré syndrome),排除严重动静脉血管性病变(静脉栓塞、淋巴管炎)等,尚需鉴别药物尤其是化疗药物引起的神经毒性作用及肾功能不全引起的代谢毒物对神经的损伤。

2)糖尿病自主神经病变:①糖尿病性心脏自主神经病变,目前尚无统一诊断标准,检查项目包括心率变异性、瓦尔萨尔瓦(Valsalva)试验(最长 R-R 间期与最短之比)、握拳试验(持续握拳3 min 测血压)、体位性血压变化测定、24 h 动态血压监测、频谱分析等。②其他糖尿病自主神经病变,目前尚无统一诊断标准,主要根据相应临床症状和特点及功能检查进行临床诊断,多为排他性诊断。

3.5.9 骨骼检查

糖尿病足很容易发生常见的或少见的病原菌感染,波及骨头引起骨坏死及骨髓炎,因此影像学检查必须结合临床表现才可确诊。

3.5.9.1 单纯 X 射线平片检查

X 射线检查应作为有糖尿病足征象和症状的糖尿病患者的首要检查。它可以发现骨髓炎、骨质溶解、骨折、脱位(在神经病变性骨关节病变时可见)、中动脉钙化、软组织积气、异物、足部结构异

3

常、关节炎的表现、生物力学改变。14 d 以内的骨髓炎可以不表现出骨质改变,因此当临床高度怀疑有骨质改变的疾病存在而初次 X 射线平片检查结果为阴性时,应对患者进行连续多次的摄片检查。

3.5.9.2 骨扫描

^{99m}锝-亚甲二磷酸盐(^{99m}Tc-methylenediphosphonate,^{99m}Tc-MDP)骨扫描常常运用于在糖尿病足感染时确认有无骨髓炎的存在。虽然敏感性较高,但这种方法在有神经病变的糖尿病足缺乏特异性。骨髓炎、骨折、关节炎、神经病性骨关节病都能表现为对放射性示踪剂摄取增高。然而,^{99m}Tc-MDP 骨扫描阴性结果是排除感染的有力证据。为了提高核素扫描的特异性,可以将白细胞用^{99m}锝-六甲基丙二基胺肟(^{99m}Tc-hexamethyl propanediamine oxime,^{99m}Tc-HMPAO)、^{111}铟-肟化物(indium-111 oxime)、^{67}镓-柠檬酸(gallium-67 citrate)标记,用作示踪剂。

^{111}铟会选择性附着于多形核白细胞上,因此对于急性感染的特异性要好于^{99m}Tc-MDP 扫描。^{111}铟扫描对于慢性炎症和慢性感染并不能很好地显示,因为慢性炎症时起主导地位的细胞是慢性炎症细胞(如淋巴细胞等),这些细胞并不能使^{111}铟很好地附着。联合使用^{99m}Tc-HMPAO 扫描可以增加对骨髓炎诊断的特异性。这种方法有效的原因是^{99m}Tc-MDP 扫描可以定位炎症的解剖位置,而^{111}铟扫描可以确定被感染的骨块。无菌性神经病变性骨关节病在^{111}铟扫描上表现很不典型,且有时候会出现假阳性。据报道,联合使用这两种扫描评估糖尿病足感染的敏感性为 100%,特异性为 89%。

^{99m}Tc-HMPAO 扫描时也是附着于白细胞,其方法与^{111}铟很相似,不同的是,后者给药后需 24 h 才能生成图像,而前者只需 4 h。^{99m}Tc-HMPAO 扫描使用的放射剂量较^{111}铟小,意味着它比较便宜,且分解消除容易些。这两者的敏感性和特异性是旗鼓相当的。但是^{99m}Tc-HMPAO 扫描不能和^{99m}Tc-MDP 扫描联合使用,原因是它们的标记特异性是差不多的。

^{99m}锝-硫胶体(^{99m}Tc-sulfur colloid)扫描对于鉴别骨髓炎和神经病变性骨关节病是有效的。这种示踪剂全被骨髓所摄取,因此所有

造血活跃的骨髓都会被显示阳性,在骨髓炎时,正常骨髓会被感染的骨块所取代,因此会在显像中显示相对的"冷区",这种扫描技术最好能和^{111}铟联合使用,这样骨髓炎会在后者的扫描图像上显示"热区",而在前者的图像上是显示为"冷区"。

3.5.9.3　X射线计算机断层成像

对临床上可疑的骨与关节病变但平片检查中没有看到异常征象的情况进行评估时,可以使用 X 射线计算机断层成像(X-ray computed tomography,X-CT;简称 CT)。CT 能对骨质断裂和关节脱位提供较高的解剖学细节。例如,跗骨各跗跖骨关节横向的半脱位在平片上可以观察到之前就能被 CT 检查发现。

3.5.9.4　磁共振检查

磁共振检查(MRI)对于骨髓炎的鉴别优于 CT,因为它分辨能力更强,还可以观察感染的累及范围。MRI 用于评估软组织和骨的病变,因此应用范围包括对骨髓炎、深部脓肿、关节腔积脓和肌腱断裂的诊断辅助依据。这是种很有效的扫描方式,对于骨的感染具有很高的敏感性并常用作制订手术的参考。虽然,MRI 价格较高,但它在糖尿病足感染的处理中的应用价值已得到了广泛认可。当神经病变性骨关节病存在时,骨的 T1 像和 T2 像上都是低信号,而软组织则表现为水肿。骨的 T2 像信号增高多见于骨髓炎,但是,肿瘤和缺血性坏死也能表现为 T2 信号增高。磁共振对于软组织积脓是非常理想的检查手段,尤其是应用了钆剂的增强造影。有必要时还获取强化后的脂肪抑制序列影像。

3.5.9.5　正电子发射断层成像

正电子发射断层成像(positron emission tomography,PET)是一个很有希望能鉴别骨髓炎和神经病变性骨关节病的新技术,但是目前还没有获得广泛的应用。最近的一个荟萃分析比较了 PET 与骨和白细胞的扫描(bone and leukocyte scanning;就是白细胞标记^{99m}Tc-HMPAO 或^{111}铟)的诊断准确性,发现 PET 是最准确的诊断骨髓炎的方法,其敏感性高达 96%,特异性为 91%。当由于条件限制无法进行 PET 扫描时，[111]铟标记的白细胞为示踪剂的检查也可以作为可接受的替代，其对外周骨骼系统扫描的敏感性为 84%，特异性为 80%。

3.5.9.6 超声波检查

慢性骨髓炎的超声波检查已被证明比 X 射线平片更优越，而其敏感性和[99m]Tc-MDP 扫描不相上下。虽然超声波检查是广泛应用而且价格便宜的检查手段，但 MRI 则更为准确，并且当临床怀疑骨和软组织感染而平片显示正常时，应选择 MRI 作为影像学检查。

（荣新洲　张　涛　李松泽　樊桂成　刘思荣　王　震）

4 糖尿病足的减压治疗及支具应用

4.1 概述

4.1.1 糖尿病神经病变与足部压力的异常

糖尿病神经病变是因慢性高血糖状态及其所致各种病理生理改变而导致的神经系统损伤,是糖尿病最常见、复杂的并发症之一。不管发病机制如何,神经纤维出现的病理改变都是相同的,大纤维主要表现为节段性脱髓鞘,小纤维可能是轴突变性。糖尿病足的发生发展与糖尿病周围神经病变有十分密切的关系,神经病变是糖尿病足的最重要原因(占78%),63%的溃疡发生在神经病变、畸形、创伤三联症基础上。糖尿病周围神经病变的症状繁多,不同种类的神经受损可以有不同的表现,感觉运动神经受损使下肢失去自我保护机制,容易损伤,可以表现为感觉和反射迟钝,往往首先出现在足趾,然后向上延伸。它通常表现为手套或袜子分布样麻木,感觉丧失。也可以出现各种类型的疼痛,如刺痛、烧灼感等。而运动神经病变使肌肉萎缩,关节变形引发足端位置觉异常、足畸形,夏科关节的患者可以出现膝关节、踝或脚多处骨折而无任何不适。由于脚趾背屈肌的挛缩而形成锤状趾。步态异常,足和踝关节运动受限,而使局部压力增高形成胼胝,后者反过来又使局部压力进一步增高。感觉运动神经障碍还可以导致患者空间定位感错误,患者行走时有踏棉花的感觉,甚至不能主动回避足部的损伤。有的患者除有四肢远端感觉障碍外,还同时合并远端肌无力和肌萎缩,腱反射减低或消失。自主神经功能障碍引起皮肤干燥、皲裂,出现小创面和感染。

4

大多数的截肢病例是因足部溃疡所引致的。足部溃疡当中只有 2/3 最终能愈合,其余的可能会导致其他形式的截肢。国际糖尿病足工作组(IWGDF)对慢性糖尿病足溃疡的护理原则:①处理任何相关感染;②如果可能可行血运重建术;③尽量减少溃疡部位的压力,以尽量减少创伤;④管理创面及创面床,以促进愈合。这说明了除药物和手术治疗糖尿病足溃疡外,机械控制溃疡部位的压力是临床治疗中最重要的一环。

足生物力学异常是糖尿病周围神经病变的常见结果,并导致足底压力异常。已知足底压力升高是足溃疡发生的独立危险因素,足底压力最高处往往最早出现神经性溃疡,大量临床观察证实,两者相关性为 70% ~90%。足底压力异常增高时,由于机械压力直接破坏组织,使足部动脉血管闭塞造成局部组织缺血坏死,反复持续的机械压力使组织发生无菌性、酶性自溶,从而导致足溃疡。应用足底压力平板系统或鞋内压力分析系统检测糖尿病患者的足底压力和分布,可了解患者是否有压力异常变化,预测足溃疡发生的危险性、早期诊断糖尿病足、筛查发现其高危人群、判断糖尿病足的病因及其严重程度,为早期干预及指导治疗提供证据。矫正足压力异常的基本原则是增加足底与地面的接触面积,尽量减少局部受压点的压力,避免发生压力性溃疡。积极有效的压力缓解措施如全接触石膏、治疗性鞋袜等,可降低足底压力,缩短溃疡愈合的时间。保护性鞋袜、鞋垫已用于足溃疡的预防,可将足部压力降至发生溃疡的阈值之下,据报道,可预防 60% ~85% 患者的溃疡复发。

4.1.2 足和踝关节的生物力学基础

步行时足部关节的动作是相当复杂的,活动同时进行于多个切面上。实际上足部的运动,简单地可分为非承重和负重两个类别。一个人步行的平均速度约为每分钟 60 步。每一步大约有 60% 的时间双足是在负重的阶段,这段时间称为姿态期(stance phase)。在余下约 40% 的步态便只有一只脚在负重,这段时间称为摆动期(swing phase)。

姿态期阶段从一边的足跟接触地面开始,直至同一边的踇趾离开地面止,这是姿态期的完结。当中包含了3个不同的阶段:接触期(contact phase)、姿态中期(mid stance phase)和推进期(propulsion phase)(表4.1)。这个时候双足都在地面上,把体重承担于双足上。虽然双足都在姿态期阶段,跟地面接触,但各在姿态期的不同时段。

在摆动期内只有一只脚在负重,而另一只脚是在非承重的阶段。在这段时间内,一只脚是正在姿态中期承受整个身体的重量。虽然另一只脚是在非承重阶段,它亦正为下一个步态周期准备下肢的正确位置,足跟便能够再一次承受体重及接收地面的应力。这样便完成了一个完整的步态周期。

表4.1　姿态期的3个阶段

分期	表现
接触期	由脚跟接触地面开始,到前脚掌着地前的阶段。在此期间内,脚转换为柔软的结构,去吸收来自地面反作用力的压力(图4.1)
姿态中期	由前掌着地,到脚跟离开地面前的阶段。在此时段内,脚转化为移动适配器,用作吸收压力,适应崎岖地面和保持平衡(图4.2)
推进期	由脚跟离开地面,到脚趾离开地面前的阶段。足部保持一个硬杠杆的状态,以便把身体往前推进(图4.3)

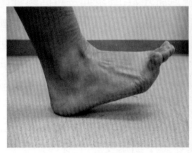 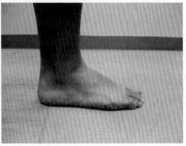

图 4.1　接触期　　　　　　　　　　图 4.2　姿态中期

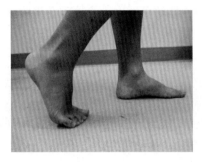

图 4.3　推进期

在解剖学上足部可分为 3 个部分：①足后部（hindfoot），由距骨和跟骨所组成；②足中部（midfoot），由足舟骨、楔骨、骰骨所组成；③足前部（forefoot），包括跖骨和趾骨。

虽然解剖上将足部划分成 3 个部分，但在步态周期中，3 个部分的活动会作为一个整体。在这些结构内，任何一部分的改动都会影响整个足部和足踝的正常步态。一个关节的运动将影响足和踝部其他关节的运动。因此当足和足踝的功能或活动有改变时，可以影响整个下肢的步态。

第 1 跖趾关节的背伸功能，在步行期间是必需的，特别是在足跟离地和在足趾离开地面之间的这一段时间。如果第 1 跖趾关节背屈活动小于 50°，就被称为踇趾活动受限（hallux limitus）。这个跟糖尿病合并周围神经病变患者的踇趾溃疡有重要关联。

4.1.3　组织应力

双足在日常活动中长期承受大量的压力,而这些力量从四面八方而来。临床上可以经常看到糖尿病患者足溃疡的病例,皮肤不能承受步行或鞋子的反复应力,造成伤害、破损或溃疡。特别是有糖尿病周围神经病变的患者,因保护性感觉的功能减退,未能在皮肤破损前远离压力。

根据外部应力对结构所引致的变形可把它们分类。一般来说,在脚上不断反复地承受拉应力、压力和剪切力。足部所承受压强的大小取决于负载面的面积及应力的大小。在生物力学压强测量中使用的单位是帕斯卡(Pascal 或 N/m^2)。应力的单位是牛顿(Newton 或 N)。通过公式可以更容易说明压强、应力与负载面的面积的关系。压强=应力/面积。利用该方程的理论,足部的压强就可通过减少应力或增加负重面积的方法去消散。以下是一些设计减负器时常用的方法:①用有减震功能的材料做鞋垫,去减少从脚底撞击地面时的应力;②运用羊毛垫(felt)、聚对苯二甲酸丙二酯纤维(polytrimethylene terephthalate fiber, PTT)等增加负重面积,将重量均匀地分配;③可使用助行器及休息等减少应力;④减少小面积的负重力量。例如在患有爪状趾的患者所穿着的鞋头部位进行额外的深度调整,以减少压力集中于趾间关节的背侧部皮肤。

根据英国国王大学的足病师阿里·福斯特(Ali Foster)及内分泌科主任医师迈克尔·爱德蒙(Michael Edmond)所建议的糖尿病足的管理方针。按足的危险因素在临床上把糖尿病足分作4组(表4.2)。在每个阶段的患者将参与不同的治疗计划,包括各种的足部护理教育、评估、治疗、审查、足的减压控制和多学科协作等。

表 4.2　糖尿病足的不同阶段

阶段	危险因素
正常足	临床上未发现有糖尿病足的并发症
高风险足	患者已有 1 种或以上的足溃疡风险因素
溃烂足	脚部已有皮肤破裂或溃疡
截肢足	已接受脚趾或足部分截肢术

（陈家伦　李炳辉）

4.2　糖尿病患者足底压力测定及影响因素

4.2.1　足底压力

步行是人类最基本、最简单的运动形式之一，人体步行中的双足起着至关重要的作用，足由 26 块骨头、33 个关节、20 多条肌肉和 100 多条韧带组成。美国足部医学会的研究报告显示，一个正常人每天平均大约要行走 8 000 步，人一生所走的距离约为地球周长两周半以上，而在步行时足部所承受的地面反作用力达到 1.5 倍体重，跑步时更达到体重的三四倍。人体足底压力及分布综合反映了足部的结构、功能及整个身体姿势控制等情况。正常人的足底压力参数和分布有一定的规律，疾病状态时足部畸形或功能异常将导致足底压力改变和分布异常。研究显示，正常人无论在站立位还是行走时，左、右足底压力峰值和压力分布基本相同，说明正常人站立和行走时步态正常，双足承受压力对称，从而避免了出现异常高足压。

足底压力分析以牛顿第三定律为理论基础，研究足与支持面之间的相互作用力。早在 1882 年，英国人 Beely 即开始了足底压力的测量，随着科学技术的发展，足底压的测量经历了由粗略（肉眼观察）到精细（计算机精确量化分析）、由静态转为动静结合、由简单（平面图像）到多维（三维仿真模拟）的发展过程，使足底压的检测结果更适合临床使用。

发达国家已开展正常人和病态足底压力检测多年,积累了大量数据。他们发现足底压力升高和异常分布与糖尿病患者足溃疡的发生有显著关系。足底压力升高作为足溃疡的预测因子具有较高敏感性和特异性。常用的足底压力参数如下。

足底最大峰值压力(maximum peak pressure,MPP)(kPa)。

足底所承受最大力(maximum force)(N)。

足底与地面接触时间(contact time,CT)(ms)。

足底与地面接触面积(contact area,CA)(cm^2)。

足底压力-时间积分(pressure-time integrals,PTIs)(kPa·s)。

4.2.2 影响糖尿病患者足底压力的主要因素

影响糖尿病患者足底压力的原因是多方面的,是解剖结构和功能异常共同作用的结果。主要影响因素有以下几方面。

(1)糖尿病周围神经病变 其是糖尿病足的主要危险因素。糖尿病状态下,不但足底压增高,且足底压力分布不均衡。感觉神经病变使足失去自我保护机制,容易损伤;运动神经病变使足部小肌肉萎缩,足(趾)畸形和跖骨头突出,前足的纤维脂肪垫前移,前足和跖骨头部位局部压力增高,且前足/后足压力比增高,这与临床上胼胝和压力性溃疡多发生在前足掌相一致;运动神经病变还可致步态异常、足和踝关节运动受限、胼胝形成,最终致溃疡发生。周围神经病变不但导致糖尿病患者足底压力升高,也是高足底压力发生足溃疡的最重要协同因素。Craig 认为,糖尿病患者合并周围神经病变并出现足底压力升高时更易于发生足溃疡。然而单纯高足压本身并不会引起足溃疡的发生,如类风湿关节炎患者足底压力明显升高,但因没有伴神经病变很少发生溃疡;而糖尿病患者由于合并周围神经病变,保护性感觉消失,步行时的反复外伤不能被感知与足底压力升高、剪切力等共同作用,最终导致溃疡的发生。Caselli 等进行了为期两年半的前瞻性研究,发现糖尿病合并周围神经病变者,前后足压力均增加,而前后足底压力比值(F/R)增高仅见于有

4

严重糖尿病神经病变者,F/R 比值大小与糖尿病周围神经病变的严重程度几乎呈线性关系,若 F/R>2 对预测发生足部溃疡有较高的特异性。

Armstrong 和 Lavery 等报道在夏科关节(Charcot joint)患者中 MPP 为(1 000±85)kPa,合并足溃疡病史的周围神经病变(DPN)患者 MPP 为(900±188)kPa,无足溃疡病史的 DPN 患者 MPP 为(650±256)kPa,无 DPN 变及足溃疡病史的糖尿病患者 MPP(450±80)kPa。国内袁刚等亦发现,与正常人相比,虽然糖尿病患者 MPP 分布无差异,无 DPN 的糖尿病患者仅表现为第 2 跖骨和足弓压力轻微升高,当出现明显 DPN 时,第 2 跖骨压力进一步增高。严励研究发现,合并 DPN 的糖尿病患者总足 MPP 比正常人增大,足弓、前足 MPP 较正常人升高,以第 2、3 跖骨头明显,前足/后足压力比值增高。但与无合并 DPN 的糖尿病患者比较,合并 DPN 的糖尿病患者总足 MPP、最大力差异均无统计学意义。不同研究结果有差异可能与研究人群合并神经病变严重程度和比例不同有关,也可能与我们一般只以感觉神经病变评价患者是否有神经病变,而对影响足底压更大的运动神经病变缺乏敏感和精确的评价方法有关。

(2)关节活动度 也是影响足底压力的主要因素之一。糖尿病患者关节软组织及皮肤内蛋白质的糖基化引起关节活动受限,导致足底压力增高。跟距关节活动受限后不能有效吸收足部的震动,丧失了维持正常足底压力的能力,在行走中引起压力升高。白种人较其他人种的关节活动度差,Frykberg 等利用 Footscan 系统对 251 例不同种族糖尿病人群的足底压力进行前瞻性溃疡风险预测研究,发现足底压力增高是发生足溃疡的独立危险因素,但在白人、黑人之间存在一定差异,白人足底压力高于黑人,发生足溃疡风险也相应增大。

(3)骨折和截肢 骨折可导致足承重和承重传递的改变。Cavanaghet 等发现糖尿病合并周围神经病变患者 12% 发生骨折(多为趾骨柄),8% 有夏科骨折,这些患者大多数被漏诊。这些未被发现的骨损伤成为足底压力升高和发生足溃疡的危险因素。

截肢(或趾)显著改变了足的结构、功能和压力分布。有研究发现:糖尿病患者第1趾被截去后,引起同侧第2、3趾畸形及跖趾关节活动度降低,足底压力的分布明显改变,截趾足与对侧相比,第1、4跖骨头和第4趾的压力升高,增加了患者发生新溃疡及再次截肢的风险。

(4)胼胝 足底压增高使局部角化细胞的活性增高,逐渐形成胼胝,胼胝形成后又反过来使局部压力增高,最终导致溃疡形成。Lawerence等发现有足底胼胝的糖尿病患者比无胼胝患者足底压力高2.4倍;去除胼胝后足底压力降低。严励等检测了1 003例正常人的足底压,发现有胼胝者的总足底MPP高于没有胼胝者,单因素相关分析显示胼胝与总足的最大峰值压力正相关;尤其在前足、第2跖骨头、第3~5趾等区域的MPP增高更明显,这些区域与临床上常形成胼胝的部位较一致。在1 025例糖尿病患者中发现有无胼胝者之间MPP无显著性差异,但进一步分析发现糖尿病患者足有胼胝的部位压力明显高于正常人,而无胼胝部位压力显著低于正常人,研究中观察到糖尿病患者胼胝好发部位为第2趾、第2、第3和第5跖骨,与局部MPP增高的区域相符合。说明胼胝虽然不一定导致糖尿病患者全足足底压力的改变,但可引起其局部区域压力升高,从而导致局部溃疡的发生。胼胝还显著减少足底除第1跖骨头外所有跖骨头软组织厚度,增加相应部位跖骨头的压力。

(5)鞋、袜、鞋垫 糖尿病患者日常穿着的鞋袜在足溃疡的发生和预防中起很重要作用。鞋袜以生物力学机制影响足部溃疡的发生,生物力学异常是糖尿病神经病变的结果并导致足底压力异常。鸡眼及胼胝是由于摩擦及挤压所致,多因穿不合脚的鞋袜引起,所以要穿合脚、软底的鞋袜。具有周围神经病变或足底压力增加证据的糖尿病患者应该给予适当的处理,如穿合脚的步行鞋,及时去除胼胝。

另外,患者平时的穿鞋习惯对足底压力也有影响。有研究发现,穿高跟鞋行走时足前掌受力明显增加,足底压力中心前移,支撑时间增加。研究数值也显示,平时习惯穿高跟皮鞋的糖尿病患者裸足 MPP 值高于其他各组,尖头皮鞋组次之,圆头皮鞋组最小。考虑长期穿高跟皮鞋及尖头皮鞋可能使其足部发生了一定的结构改变,故出现了足底压力增高的趋势。考虑到这两种鞋均可使人体足部压力更多地转移至前足,故仍建议糖尿病患者避免穿高跟皮鞋和尖头皮鞋,以免造成前足压力增高而导致足部溃疡的发生。另外,我们研究发现:患者穿着糖尿病护足鞋后,高足压可明显减低。故国外已有专为糖尿病患者设计的生物力学鞋垫和糖尿病鞋,通常还配特殊的鞋垫,支持生理足弓,分散足底压力,提高舒适性和抗疲劳性,有利于治疗和预防糖尿病足溃疡。

(6)体重 国外关于体重对足底压力参数的影响结果各有不同。Gravante 检测了肥胖者[平均体重指数(body mass index,BMI) 37 kg/m^2]和非肥胖者(平均 BMI 22.2 kg/m^2)站立时的静态足底压力,发现肥胖者的足底最大压力、接触面积大于非肥胖组,前足最大横径与中足最小横径的比值亦大于非肥胖组,主要是由于足弓的接触面积增大所致。

体重是足底所受最大力的重要决定因素,体重增大的足底各部位所受力均增加。但多数研究显示足底峰值压力与体重无明显相关,可能由于体重和身高为正相关,而身高与足的大小即足的接触面积也呈正相关,因此体重较大者的足接触面积也较大,从而将高体重对足的压力分散则不出现明显高足压。

(7)年龄 国外研究显示幼儿、儿童与成人的足底压力特征并不相同。Bertsch 等研究认为,4 岁时幼儿足底压力的大小和分布特征已接近成年人。学龄期儿童足底各区域的足底峰值压力均比成人低,这是由于儿童足底接触面积相对其体重比成人大,压力相对分散至较大面积故压强减低。随着年龄增加,人体足弓会发生退行性改变,可能影响足底压力和分布。在老年人,由于足底表面、关节活动度、本体感受器发生改变和肌肉、足底脂肪垫的萎缩及爪状趾、锤状趾的增多,足与地面接触面积减少,在行走过程中可能促进足底压力升高,但一般认为年龄所致的改变在 70 岁以后才较显著。

(8)足溃疡史 有研究将足底分为第 1 趾和前足内、中、外侧 4

区,发现无并发症的糖尿病对照组、糖尿病合并周围神经病变组和有足溃疡史的糖尿病组 3 组,前足内、中侧的最大压力均升高。与其他组相比,有足溃疡史的糖尿病组 4 区的压力均升高;且与糖尿病对照组相比,前足外侧压力显著升高,这与大多数足溃疡发生在第 4、5 跖骨头处相符。有研究发现,发生足溃疡的压力阈值为 40 N/cm^2(鞋内压力);另一研究发现,87.5 N/cm^2(平台压)为发生足溃疡的最佳截点,高足底压力的糖尿病患者以后发生足溃疡的可能性是低足底压力患者的 2 倍。国外研究发现,有足底神经性溃疡病史的糖尿病患者比无溃疡病史及 DPN 的糖尿病患者关节活动度更差,足底压力更高。

(9)剪切力 在足溃疡的发生中起重要作用。行走时各方向的剪切力之间的相互作用导致组织伸展明显大于组织聚集,更易引起组织损伤,导致溃疡发生。但目前所用的测力仪均不能直接反映剪切力,故有关剪切力与糖尿病足溃疡发生间的关系有待进一步的研究明确。

(严 励 李炳辉)

4.3 糖尿病足的临床病情评估

糖尿病足的临床病情评估是在整体的框架下以一种简单的评估开始,以了解糖尿病足病情的严重程度、病变可能的发展趋势和结局,根据评估的结果来指导临床和决定采取的治疗方案,是非常重要的,也是糖尿病足诊断和治疗过程所必须和不可缺少的重要程序。

糖尿病足患者的临床评估包括 3 个部分,即病史、查体和辅助检查,每一部分的收集与操作的结果都将对医务人员制订与选择正确的治疗方案提供极其重要的依据,并最终对患者的预后产生影响。

4

4.3.1　病史的采集

要在力学调整/控制减负治疗上获得到良好的效果,医师需运用一定的下肢生物力学知识为高风险人群进行足部的评估和检查,包括:①检查损伤组织、受压点、溃疡、鸡眼和胼胝的位置;②足部的畸形或异常;③关节的灵活性;④步态分析;⑤姿态评估;⑥压力分析;⑦鞋底及皮革损耗的情况;⑧患者的活动水平。

4.3.2　检查

4.3.2.1　一般皮肤检查

足部的检查以系统的顺序的方式进行全面检查,先右足后左足,包括足背、足底、内侧、外侧、足后跟、踝部和趾间。对每只足部的检查重点观察皮肤、胼胝、趾甲、水肿、畸形、关节活动受限、颜色、坏死等内容,并对其进行全面评价。

(1)皮肤　对皮肤的基本特征进行评价,特别要寻找皮肤破损的特征性标志。在有神经病变的足,皮肤是干裂的,并有可能看见继发于自主神经病变的明显的静脉曲张;毛发脱落可能是神经病变和缺血的信号;皮肤变薄、发亮、起皱,伴有皮下组织萎缩可能提示缺血。

溃疡是皮肤破损的典型标志,皮肤的磨损、水疱和裂开也提示皮肤的破损。在缺血性足,水疱经常是皮肤破损的首发信号,它也是皮肤真菌感染的特征(足癣)。足跟皮肤干燥将形成较深的裂口,除非规律地使用润肤剂。同样要仔细寻找腿部的其他皮肤损害,包括糖尿病脂性渐进性坏死(diabetic lipoidic necrobiosis)和皮肤斑点(糖尿病性皮肤病变)。糖尿病脂性渐进性坏死的特征是边界清楚的红色丘疹,且扩散迅速,伴有蜡样萎缩性毛细血管扩张中心,大约1/3的病例可发展为溃疡。糖尿病皮肤病变的圆形或卵圆形皮肤色素沉着多见于胫前。除了糖尿病足的特征性皮肤病变以外,还要注意其他的皮肤病变,如银屑病、湿疹、皮炎,这些类型的皮肤病变也可出现在非糖尿病患者,会使糖尿病足和腿的病变变得复杂。

(2)鸡眼和胼胝 胼胝是角化层的过度增生,多发生在负重和摩擦的部位。鸡眼与周围区域分界清楚,通常直径不超过 1 cm,深度可发展到几毫米。必须避免二者的过度发展,因为这可能是溃疡的前兆(通常存在神经病变)。胼胝内出血是溃疡的一个重要的早期病变,也是引起溃疡的重要因素之一。

(3)趾甲 甲床和甲周不仅可以成为溃疡形成的部位,而且在临床上易被忽略,因此,仔细检查趾甲是十分重要的。趾甲的检查要从趾甲结构畸形变厚、甲床颜色、甲下异常、趾甲感染征象等几方面进行评价。

1)趾甲结构:糖尿病患者的趾甲增厚是很普遍的,如果鞋对趾甲造成压迫可能引起甲下出血,最终导致溃疡。在有缺血和神经病变的患者中可能有趾甲萎缩。当甲板过宽且薄时会出现趾甲的过度生长或发展为凸起变形,对趾甲边缘组织造成压迫。胼胝会促进对压迫和炎症的反应。最终通常在不适当的修剪趾甲或外伤后趾甲穿透肌肉。

2)甲床颜色:趾甲颜色变为红、棕或黑色提示可能存在甲下血肿。通常为急性或慢性创伤引起,如不合脚的鞋造成的压迫。然而在急性缺血时甲床的颜色表现苍白。甲下异常:甲下或甲周的深部及甲板的变软和渗出可能提示存在甲下溃疡或感染。

3)趾甲感染:趾甲的真菌感染通常侵犯甲板背侧引起脱甲。拇趾最容易受累。感染从一角开始并经过数年扩散至整个趾甲,并可能影响其他趾甲。甲沟炎与甲床凸起有关。且伴有趾甲四角内曲的倾向。在感觉减退的足上反复施压可能导致甲沟的改变。微小创伤使趾甲作为异物引起炎症反应使局部感染形成伴有继发炎症和局部感染的异物性炎症反应。

(4)足部肿胀 足部肿胀是溃疡的一个易患因素,并经常由于穿了过紧的鞋而加重。它也是影响溃疡愈合的常见而被忽略的重要因素。肿胀可以是单侧或双侧的,可以是全足或足趾局部的肿胀。双侧肿胀的原因通常包括心力衰竭、继发于糖尿病神经病变的肾损害、慢性静脉功能不全(有时是单侧的)、偶尔继发于糖尿病神经病变的神经性水肿、与动脉血流增加和动静脉短路有关、原发性淋巴水肿、与下垂有关的严重缺血。单足水肿的原因通常与足或下肢的局部病变有关,包括感染(尤其当有皮肤发红和破损时)、夏科足(单足红、热、肿,有时肿至膝)、痛风(可能也存在足的红、热、肿、痛,尤其在足的第 1 跖趾关节部位的红、肿、热、痛)、创伤、骨折、肌肉或肌腱拉伤(经常伴有青肿及外伤史)、深静脉血栓、恶性病变继发的淋巴水肿。足部局限性血肿或脓肿(可能存在波动性)、单侧肢体血管置换。足趾肿胀见于创伤、骨折、软组织感染、骨髓炎、痛风、夏科足。

(5)常见的足部畸形　包括弓形足、纤维脂肪垫耗损(fiber fat pad wear,FFPD)、锤状趾、爪状趾、踇趾外翻、夏科足、既往的创伤和手术有关的畸形。正常的足背形成内侧的纵向的足弓,在第 1 跖骨头和跟骨间伸展。当它异常增高时,这种畸形叫弓形足,并导致行走时足部与地面接触面积的减少。由此导致的压力异常分布引起跖骨头下胼胝的过度形成。这种病变是运动神经病变的标志,但也可以是自发的。它通常与爪状趾的形成有关。纤维脂肪垫耗损是糖尿病一种常见的足部并发症,正常的足包括由跖骨头上纤维脂肪垫形成的缓冲以吸收足底的压力。在糖尿病神经病变时纤维脂肪垫可前移或由于以前的溃疡而减少,使得足底的跖趾部分易于形成溃疡。锤状趾是一种易弯曲的或僵硬的畸形,以足趾弯曲为特征,足趾呈现出一种天鹅颈样的结构。在糖尿病神经病变时,锤状趾通常由于足内部的小肌肉的萎缩(骨间肌和蚓状肌)而不能保持足趾在地面的稳定,肌肉的失平衡后导致受累的足趾向跖骨头前或后轻度移位。这种畸形导致跖骨头、突起的趾骨间关节及足间周围压力的增高。爪状趾与锤状趾相似,但是变形和弯曲更为严重。在趾骨间关节存在固定的弯曲畸形,伴有趾骨间关节尖端及背侧的胼胝和溃疡。尽管爪状趾可能与神经病变有关,但二者经常是不相关的,特别是当存在于单侧并伴有创伤及前足的外科手术时。踇趾外翻是第 1 跖趾关节的一种畸形,伴有踇趾向外侧偏离并在足内侧形成突出。在神经缺血足这一部位特别容易受伤,并在紧鞋的压迫下频繁受伤。跖趾关节及跗中关节的骨关节损害导致两种典型畸形:一种是摇椅足(rocker-bottom feet)畸形,存在跗骨下的移位和亚脱臼;另一种是内侧凸起,由于距舟关节或跖跗关节移位。二者都伴有一种骨性突出。后者易于形成溃疡且难以愈合。但累及踝和距跟关节时会导致足后部的不稳定。既往的创伤和手术有关的畸形及胫腓骨折导致下肢缩短与步态异常可导致足溃疡倾向。放射状切除术能去除足趾及部分跖骨,这通常是非常成功的。但会破坏足部的生物力学稳定,导致相邻跖骨头的高压,因此在截除了一个足趾后经常会出现截趾术后的畸形。

(6)关节活动受限 包括踇趾强直,也会对足的生物力学稳定造成影响。当距跟关节和第 1 跖趾关节活动范围减小时,第 1 跖趾关节的活动受限可导致足的背屈减弱,并使踇趾承担的压力增加,引起胼胝增生和溃疡形成。

(7)颜色 观察足部尤其足趾的颜色是十分重要的。颜色的改变可能是局限或广泛的。常见的颜色改变是红、蓝或黑色,足部变红的常见原因有蜂窝织炎、严重缺血(特别在下垂时)、夏科足、痛风、烧伤或烫伤。足趾变红的原因有足趾的蜂窝织炎、骨髓炎、缺血、痛风、冻疮、皮炎或湿疹。足部变蓝的原因:如心力衰竭、慢性肺部疾病、静脉功能不全(经常伴有褐色色素沉着-含铁血黄素沉着症)。引起足趾变紫的原因有严重感染、缺血(严重缺血时足部可能是苍白的,尤其在足抬高后)。然而在足趾急性缺血时,足趾表现是苍白的,经常呈现暗紫色斑点。

(8)坏死 足部黑色的原因是由于足部组织的坏死。坏死的黑色组织可能是湿性的(通常与感染有关)或干性的。足趾变黑的原因常见于严重慢性血管闭塞、栓子栓塞、挫伤、血疱,也可见于患者鞋上的染料、涂指甲油使皮肤或组织着色,另外少见于黑色素瘤。

4.3.2.2 神经系统检查

运动神经病变的典型表现是足弓增高,导致跖骨头和前足底受压点的突出。对足或下肢运动功能的复杂评价通常不是必需的,但建议检查足部的背屈以发现有无继发于普通的腓神经瘫痪的足下垂。它通常是单侧的,并可能影响患者的步态。如果通过病史推测有痛性自主神经病变,则应进行更详细的神经检查以除外支配下肢的神经根压迫性病变。自主神经病变的表现包括皮肤干燥而有裂纹及足背的静脉曲张。皮肤干燥继发于汗液分泌的减少。排汗减少通常呈袜套样分布,可以向上延伸至膝部。继发于动静脉短路的静脉曲张,并伴有上述的自主神经病变。感觉神经病变的一个重要表现是在有严重的足部损伤时患者仍没有痛感。无痛性溃疡是外周神经病变的一个重要证据。对有严重神经病变的患者进行检查是十分重要的,因为感觉神经病变是导致糖尿病足溃疡发生和截肢最重要、最常见的原因。

糖尿病外周神经病变常用的检查方法有:①一般检查,针刺痛觉、温度觉、音叉振动觉(使用 128 Hz 音叉)、10 g 尼龙丝压力觉以及踝反射。其中音叉振动觉和 10 g 尼龙丝压力觉推荐为糖尿病复诊的常规检查项目。②定量感觉检查,评估痛觉过敏和感觉减退,可以用来评估有髓鞘的大神经纤维、有髓鞘或无髓鞘的小神经纤维功能及鉴别有无痛觉过敏和感觉减退。③神经传导速度,数据客观,可以量化,结果可靠。主要反映大神经纤维或有髓神经纤维活动。但敏感性较差。④自主神经检查,包括心脏自主神经的检查、皮肤自主神经病变检查、皮肤交感神经反应、定量促汗神经轴索反射试验等。

感觉神经病变可通过 Semmes-Weinstein 尼龙单丝检测(SWME)进行定性或半定量的检查发现。检查时使它垂直于足部,并使它弯曲产生 10 g 的压力。使用尼龙单丝检查开始前,先在患者前臂进行检查对于患者正确感觉的结果是有帮助的。根据不同的规则检查部位的数量是可变的。检查部位包括踇趾掌面,第 1、3、5 跖骨头,足跟掌侧及足背。存在胼胝的部位必须去除,否则不能在任何部位都用尼龙丝检查。如果患者在任何部位都不能感觉到尼龙丝的存在,则保护性痛觉已丧失,提示有发生足溃疡的倾向,如果使用尼龙丝检查过于频繁,会使尼龙丝过度紧张并且准确性降低。

Semmes-Weinstein 尼龙单丝检测的寿命和复原试验提示每个单尼龙丝能连续使用 10 次。在下次使用前需要 24 h 的复原时间。

如果没有单尼龙丝,可以用一种简单的临床检查——用棉线检查轻触觉以及用 128 Hz 分度音叉检查振动觉,分度音叉振动觉检查是对深部组织感觉的半定量检查,当≤1/2 时认为患者存在深部组织感觉减退。检查时最好同时对比近端和远端以明确有无神经病变和病变的分布状况。避免用针刺来检查感觉缺失。生物振动觉阈值(VPT)定量检测是通过生物振感阈测量器对深部组织感觉进行定量测定,根据临床需要可以调节生物振感阈测量器输出不同的电压刺激强度使足部直到能够感觉振动,如果患者不能感觉25 W 的刺激则有发生足部溃疡的危险。与 Semmes-Weinstein 尼龙单丝检测和 128 Hz 分度音叉检查比较,生物振动觉阈值定量检查在糖尿病周围神经病变检测的敏感性更高。如果与 Semmes-Weinstein 尼龙单丝联合应用,则更能可靠地诊断糖尿病多发性周围神经病变及对预测发生糖尿病足溃疡的潜在危险的临床应用价值更高。当工作人员没有正式的设备时,可以采用其他简单实用的检查神经病变的试验,包括跟腱按压及对甲床施加垂直的压力。在临床上,如果患者存在足溃疡或厚的足底胼胝体征而走路时又没有感觉,则也可证明存在显著的神经病变。另外,少数患者小纤维神经病变,伴有痛觉和温度觉减退,而触觉和振动觉完好。他们易于发生溃疡和烫伤。但纤维导丝及生物震感阈测量器检查正常,且轻触觉和振动觉的临床评价正常。目前还没有简单价廉的方法来对小纤维神经病变进行检查和定量。然而,通过将冰凉的音叉放在患者的足和腿上可以对冷觉进行简单评价。

4.3.2.3 肌肉骨骼系统检查

虽然并不是任何情况的足溃疡都需要进行 X 射线检查,但在以下情况下建议进行该项检查:①病史提示患者可能踩到过异物或创面内有异物存在。②当溃疡深及骨质,不管有没有骨髓炎临床症状均应检查。③溃疡创面或周围组织出现感染临床症状。④当可能由于神经性骨折或夏科骨关节病变、骨髓炎而引起的不能解释的疼痛感或水肿时。⑤溃疡不愈合超过 1 个月。

这里需要强调的是:对糖尿病足放射学的研究已经发现在神经性病变的患者中足部骨折很常见,而他们中的大多数在就诊之前并未被诊断出来。

影像学表现常会因临床实际情况的复杂多变而不同,因此,目前认为影像学检查仅仅用于建立或确认一个可疑诊断,或者指导对患者的处理。所有的影像学检查必须结合临床表现才可解读。糖尿病足影像学检查的各种手段(如 X 射线片、放射性核素扫描、CT、磁共振成像等)在糖尿病足溃疡的鉴定和评价方面有很重要的作用。X 射线平片检查的指征是基于溃疡的程度和本质而决定的,溃疡的临床表现发生改变,或当进行合适的治疗的同时溃疡仍然难以愈合时,需要定期复查 X 射线平片以监测骨质有无受到侵犯。

糖尿病足骨髓炎早期 X 射线检查可表现正常,但此时不能除外骨髓炎。一般情况下,骨组织临床 X 射线表现晚于骨组织病理变化 10 ~ 14 d,因此,临床上虽然骨髓炎已经存在,但 X 射线检查仍可正常。另外,有时临床已经看到骨组织破坏,但 X 射线表现仍然正常。所以对于怀疑临床存在骨髓炎的患者必须 1 ~ 2 周后重新复查 X 射线检查。

其他进一步影像学检查,如核医学扫描,MRI 和 CT,将由临床表现决定是否进行。当 X 射线检查正常,临床又怀疑存在骨或关节病变时,可考虑采用计算机断层扫描(CT)检查,CT 可以较好地显示骨组织和关节病变及解剖位置。

磁共振成像(MRI)有极强的分辨率,对足部任何组织的病变均有很好的区别能力。因此 MRI 检查可以帮助鉴别皮肤、皮下组织、筋膜、肌肉、骨组织及关节的病变和病变程度。其与 X 射线平片比较对测定病变的敏感性和特异性均较高。另外,MRI 也有助于神经性骨关节病变与糖尿病骨髓炎的鉴别。

4.3.2.4　足底压力检测

足底压力是单位面积的足底和地面之间的总体相互作用力。它是足底所承受的压强,分静态和动态足两种,分别代表人在静态站立和动态行走时的足底压强。其测量包括 3 个部分:垂直压力、前后的剪切力、中间和外部的剪切力。剪切力在足溃疡的发生中起重要作用,行走时各方向的剪切力之间的相互作用导致组织伸展明显大于组织聚集,更易引起组织损伤,导致溃疡发生,但目前所用的测力仪均不能直接反映剪切力。故目前大部分研究仅检测了足底的垂直压力。单位面积的力即为压力。应用足底压力平板系统或鞋内压力分析系统测定分析足底不同部位的压力及分布,可了解患者是否存在压力的异常。国内外研究均采用足底平均峰值压力 MPP 来表示足底压力,大多数以 kPa 为单位,少数以 N/cm^2 表示。

目前计算机量化的三维动态足压力步态分析系统已成为临床研究的首选工具,该系统分为平板式足压测量仪和内置鞋垫式足压测量仪,前者可检查裸足与地面之间的足底压力,后者可测量足与鞋子间的足底压力,还可用于足矫形器疗效的监测,可观察足矫形器能否减轻全足或局部压力负荷及纠正分布异常。目前常用的有德国 Novel 公司的 Emed 平板系统和 Pedar 鞋垫系统、美国 TeKscan 公司 F-scan 系统、比利时 Footscan 公司的分析系统、瑞士 Kistler 测力台等。另外,国内有些机构使用自行设计生产的测力仪。

(1)足印技术 最初是依据人足在石膏、橡胶等易变形物质上留下的足印或痕迹,对足底的压力及分布做出定性判断;之后利用复印技术记录足迹;20 世纪 80 年代初出现了用铝箔取代墨水和纸张作为复印介质的改进技术,这一技术不仅可以得到即时可见的足部印痕,还可以通过光学扫描得到量化结果。

(2)足底压力扫描技术 此技术是随着电影拍摄技术的发展而发展的,应用 Kinetograph 电影摄像机,在一块玻璃的两端安置光源,玻璃上放置橡胶弹性垫,当足踩上弹性垫后,由于光在玻璃内全反射,受压的弹性垫即可在玻璃下产生一个清晰的足印象,由于影像机得到的图像的光强度与压力成正比,通过摄影机记录下即时的压力曲线(barogram),从而获得足底压力分布的图像。据此定性分析足底压力及分布。第二代自动压力计出现在 1950 年前后,它应用的是另一种光学原理,Pedoparograph 系统是这一技术的代表,该系统首次使用了显示器和图像处理技术,可以通过黑白或彩色图像进行局部压力分析。随后,研究人员又利用光弹性作为压力转换方式,研制出 Photoelastopodometry 系统。Cavanagh 和 Michiyosh 用类似的技术并加以计算机处理得到了准三维压力曲线,曲线上各点的纵向坐标值与足底该点处的压力成比例,直观地反映了足底压力分布状况。近年来,计算机和图像处理技术的不断发展为这一领域的研究开拓了更为广泛的前景,动态压力分布的测量和量化分析已经成为可能。

(3)力板或压力板 是在换能器、传感器基础上发展起来的足底压力测量系统。虽然压力分布测量技术从 1882 年起开始研究,但真正对步态进行系统的动力学研究和临床研究则直到 20 世纪 50 年代才开始,现已成为生物力学代表性的研究方向。力板可以准确测量足或鞋底压力及分布,由于力板与测力台的面积较小,通常只能测量人体站立或一个单步的压力参数,因此无法评定足-鞋之间的受力情况,尤其是日常生活中足部受力及分布情况。

(4)鞋内垫测量技术 研究人员为了对进行日常活动的足部载荷加以记录,设计了嵌入鞋内垫的压力转换装置。由于鞋或鞋垫与足底贴敷,可以测量足-鞋之间压力的连续参数,并进行实时监测和反馈。鞋内垫测量可以对足部与鞋的接触反应做出评价,对设计具有特殊功能的鞋类有重要指导意义。更重要的是,鞋内垫装置可以连续记录行进中的足部压力。

由于足压测量仪价格较贵,足底压力检测在国内多数单位还不能作为糖尿病患者的常规检查项目。国外几项足底压力研究均采用德国 Novel 公司生产的 EMED-SF 平台系统(传感器 $0.5\ N/cm^2$)。高分辨率压力测试平板能准确记录和评估接触表面所承受的动态压力分布。其测量方法是基于标准化电容传感器,平板由多达 6 000 个传感器构成,可测量参数包括总足及各区域的压力、接触时间、接触面积等。并能够以每秒 150 000 频率传感器扫描,记录动态数据,真实地测量出运动时足部压力,多元化的分析软件可对测量的压力数据进行详细全面的分析,并加以量化。

由于各种测量仪敏感性和特异性不同,重复性也有待改进,故使用不同测量仪所得的检测结果间可能有差异。

足部压力的测定可用于足底压力分布的分析。光学足底测压器的应用在很大程度上提高了鞋外足底压力测定的精确性。计算机技术的发展使微处理器样的记录装置能对鞋内的压力进行定量测定,通过检测可以判断发生溃疡高危区域,这包括 EMED 系统和 F 扫描系统。这些系统作为筛查工具,使识别发生足底神经性溃疡的高危患者成为可能,为选择合适的鞋袜或外科干预治疗提供了基础。对于糖尿病足溃疡来讲通过休息和(或)避免足部负重是最基本的、最关键的治疗策略。但是,完全脱离负重是很难达到的。对于糖尿病足或足溃疡,总的目的是将足底压力平均地分布开来,从而避免某区域受到重压而延误愈合。

(王鹏华　李炳辉)

4.4　糖尿病足减压方法

国际糖尿病足工作组建议了多个糖尿病足减负的手术方法,例如跟腱延长术、硅酮注射、足部胼胝清创、跖骨切除术、关节置换术等。但并非所有患者都是手术治疗的合适人选。在临床工作上,大部分糖尿病足的减负治疗都是依赖临床或工作室内制造的器具去完成的。

文献指出,导致糖尿病神经病变足溃疡和影响其愈合的 3 个主要因素为足部畸形(图 4.4)、关节活动受限和重复的压力(图 4.5)。为了防止这些因素引起足部组织损伤,足溃疡部位的减压治疗是必要的。当然,完全脱离负重可能是最好的方法,但事实上很难达到。表 4.3 是一些常用作减轻足部负荷的治疗方式。

4

表4.3　减轻足部压力的方式

方式	例子
缓冲	运用不同密度及具缓冲作用的软胶制造铸模性或非铸模性的鞋垫
减少压力	减少活动,休息或卧床,使用拐杖、助行器等辅助装置
重新分配压力	运用跖底垫,填充垫或特制鞋垫重整足底压力,减轻局部压力过大的影响
鞋和鞋类的处方	调整鞋子的宽度/深度,以减少前足畸形的影响
改变步态	运用全接触石膏、半鞋等改变步态,从而减轻足部的负重

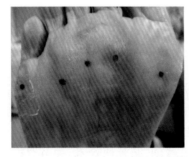

图4.4　足跖趾关节部位的对齐异常

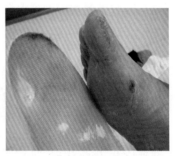

图4.5　第1跖趾关节的活动范围受限,鞋垫有不正常的损耗的情况

　　在这里,介绍一些高风险足的足部减负常用的设备及方法,包括跖骨底垫、鞋子、趾垫、鞋垫等。这些设备及方法上大部分是可以一同使用的。

4.4.1　跖骨底垫

　　这种垫是为长期固定或半脱位的跖趾关节而设计的,通过重新分配前足底部过多的负荷,而减轻局部压力过度的影响。该垫放置的部位应在前足底部,覆盖至跖骨头下方,边缘应是斜面的,以确保站立或步行时不会因边缘过厚而导致不适。

跖骨底垫,可用不同的材料去制造,包括羊毛垫、Poron(聚氨酯泡沫材料)、聚对苯二甲酸丙二酯纤维(PTT)等。用羊毛垫或泡沫垫(foam pad)所制成的跖骨底垫可贴在溃疡部的皮肤上,每 3 ~ 4 d 更换 1 次。它可以有效地减少在溃疡部的压力负荷。不过,李炳辉建议该垫的更换次数各有不同,不应一概而论,这应根据患者所在地区的气候而定。因为温暖的环境下容易加剧糖尿病足溃疡病情的严重程度,甚至增加截肢的机会。在香港,夏季有较高的湿度和温度,建议缩短更换的周期。为节省资源亦可使用其他可清洗的材料去制造可循环再用的跖骨底垫(图 4.6)。

有时,跖骨底垫亦可以加在全长的鞋垫上加强其功效。图 4.7是一位 50 岁的 2 型糖尿病神经病变男性患者使用跖骨底垫的病例。患者随访时发现足底第 1 跖趾关节部发现胼胝增生、血斑及皮肤破损。在原有的全长的鞋垫上加上 Plastazote(聚乙烯无孔泡棉)制成的跖骨底垫加强减负的功效。使用数周后足底部的溃疡已愈合,胼胝增生亦减少了。

Jackson 的研究证实,圆顶或长方体形设计的跖骨底垫,可以减少足底中央跖骨部位的平均峰值压力。Armstrong 的研究发现,在垫上剪去腔孔的方式去减轻溃疡区体重的应力,可能会增加溃疡部周边皮肤的垂直压力。不过 Petre 的研究报道指出,在全接触石膏支具内,剪去部分泡沫垫创建空腔的方法去隔离创面,未发现创面周边有任何压力的增高。李炳辉建议,腔孔类型的跖骨底垫应覆盖前足至中足,运用较大的面积去分配压力,并且运用斜面的边缘去减少垂直压力的影响。

4

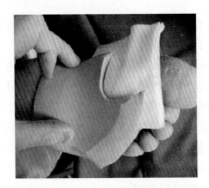

图 4.6　使用 PTT 材料所制成的跖骨底垫

可于第 1 跖趾关节部位剪去空腔，以减轻该地区的足底压力

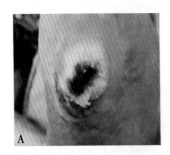

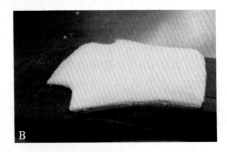

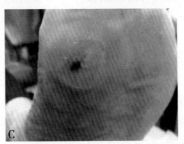

图 4.7　糖尿病神经病变患者使用跖骨底垫情况

A. 足底第 1 跖趾关节部发现胼胝增生、血斑及皮肤破损　B. 加上 Plastazote 制成的跖骨底垫　C. 使用数周后足底的溃疡已愈合，胼胝增生亦减少了

4.4.2　鞋子

根据国际糖尿病足工作组在 2007 年进行的文献回顾,他们亦建议使用有治疗作用的鞋类去预防糖尿病足溃疡的复发。但现时仍未有一种鞋类的设计得到证实,可防止溃疡复发。鞋的种类繁多,选择时应按照个别需要而做出建议,请参阅正常足的选择鞋子时应注意的事项。图 4.8 是一名 60 岁的女性 2 型糖尿病患者穿鞋的案例。患者虽然已选穿运动鞋,但为了可以容纳脚趾部的爪状畸形而自行剪去在鞋头的皮革。

4.4.3　趾垫

趾垫的设计是为了减少因趾畸形所致的影响。糖尿病患者因并发运动神经病变,易出现足部肌肉萎缩而出现爪状或锤状趾。趾垫的作用在于增加负重表面的面积从而重新分配趾底压力。它能为脚趾顶点部提供缓冲作用,减少趾尖部因局灶性压力而形成伤害,亦减少鸡眼和胼胝形成的机会和减轻高风险足发展成足溃疡的风险(图 4.9)。这类垫大多为可更换性,有的亦可清洗。设计上可用松紧带固定于脚趾位置(图 4.10)。

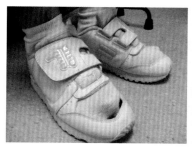　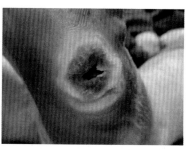

图 4.8　自行设计的鞋子　　图 4.9　胼胝增生最后发展成足溃疡

4

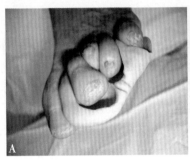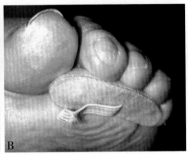

图 4.10　可更换性趾垫

A. 用硅胶特制的可更换性趾垫　B. 泡沫类软胶制的可更换性趾垫

4.4.4　鞋垫

几乎所有影响足底部的病理问题都可以通过鞋垫提供机械控制。在使用上有一点要注意的,就是要确保鞋内有足够的深度及空间去容纳鞋垫。最好的方法是买鞋时选择可拆式的鞋垫类。鞋垫可以减少局部峰值压力和压力-时间积分等,亦可增加负重的接触面积。因此鞋垫可以应用于不同阶段的糖尿病足,包括正常足、高风险足、溃烂足,甚至夏科关节病。

鞋垫有许多不同的类型,包括平面类鞋垫,轮廓类鞋垫和在不同条件下铸造脚模的鞋垫。铸造型鞋垫多取自足部模型,设计上一般可以提供支持和保护的作用。定制鞋垫在减负功效上比平面鞋垫更有效。它能大大降低峰值压力,足跟和第 1 跖骨头处的应力。图 4.11 是一位 60 岁的 2 型糖尿病患者使用轮廓类鞋垫的病例。患者并发周围神经病变,在第 1 趾跖关节部曾有溃疡及骨髓炎,6年前接受清创术后,第 1 跖趾关节活动受限,趾固定跖屈畸形,导致远端因活动而至反复溃疡。渐渐趾甲萎缩畸形。随访时又再次发现趾远端部有胼胝增生及血肿。清创后发现皮肤破损溃疡。根据患者的生物力学检查的结果,为患者定造了由 PTT 及低温热塑胶材料制成的轮廓类鞋垫。数周后再度随访,未见再有血肿形成。

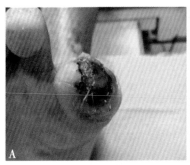 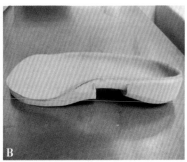

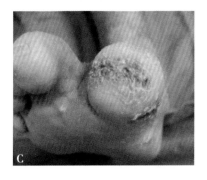

图 4.11　2 型糖尿病患者使用轮廓类鞋垫

A.胼胝增生及血肿,清创后发现皮肤破损　B.由 PTT 及低温热塑胶材料制成的轮廓类鞋垫　C.随访时未见再有血肿形成

　　鞋垫的制造方法亦有多种,在制作上需要一定的技能和经验,才可成为适当和有效用的减负器具。它可以通过简单地使用低温热塑胶材料,直接从脚上铸造轮廓类鞋垫,或用石膏绷带铸造脚模,然后从脚模再铸造成鞋垫。

　　脚模铸造的方式亦各有不同,包括非承重、半负重和全负重。研究报告发现,从非负重的脚上所铸造的脚模是最具减负的功能,因为这样才可做出最适当的鞋垫去配合脚的灵活度。

　　市面上亦有多种的成品或半成品的轮廓类鞋垫。这类鞋垫需临床上加工或加其他配件(图 4.12)。它们所需要的制造时间相对较短,但成本比较高。

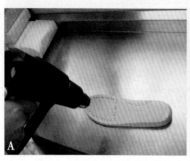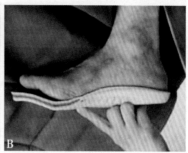

图 4.12　脚模铸造

A. 半成品的轮廓类鞋垫正在进行加热　B. 加热后可按照需要铸造脚模

4.4.5　拐杖和轮椅

轮椅是有效的减压装置,患者可在非负重下走动,但轮椅比较笨重,不一定适合每位患者的家庭设计,长期使用轮椅是所有器具中效果最佳的。患者自行可以驱使的轮椅要好过只能他人推动的。一部轻便的轮椅可以使患者既达到减少足部负重的目的,又可以最大限度地参加社交活动。但是也有些患者因为使用轮椅而感到沮丧,并认为使用轮椅很没面子。

拐杖也是有效的减压力设备。但使用拐杖前需要培训患者使用的方法,以及确保患者有足够的上身力量及耐力去使用这些设备。此外,拐杖亦可能会导致对侧肢体受到额外的压力,从而增加足溃疡的风险。使用手杖经济方便,患者易于接受,但对减轻患者足底压力的效果因人而差别很大。使用的手杖长度必须恰当,而且末端最好安有防滑头。

4.4.6　治疗鞋类

治疗鞋类包含了多种具有保护或减负作用的鞋子。这包括前或后半鞋、手术鞋、处方的特制鞋、特宽鞋头的鞋类、楔形鞋底类等。这些鞋大都是成品鞋,容易穿着,比某些减负支具如全接触石膏支具等,患者更容易接受。但亦因为容易穿脱,患者持续穿着的依从性亦相应降低。

各种减压鞋作用:①减轻前足压力鞋,这种鞋内部采用10°背曲,从而将足前部压力转移到足后部,并由一个半刚性的脚跟支架保证稳定性。②减轻足跟压力鞋,这种鞋可消除足后部承压,将足底部弯曲促进足跟压力的减轻,重量从足跟传至足中前部。

前半鞋的设计是专门为减轻前脚部局部的负荷而设的。前半鞋原本是设计来保护手术后的前足区。该鞋有近10°的背屈的鞋底,旨在消除前足区在推进步态中前脚底部的压力(图4.13)。这种特性能用于大部分的糖尿病足溃疡。它比单独用手术鞋或在手术鞋上加上泡沫敷料的减负方法效果更有好处。国际糖尿病足工作组建议一些不能适用全接触石膏支具或可拆性步行器具的神经病变性糖尿病足溃疡患者,可改选用半鞋作为减负器具。

处方的特制鞋类是为一些足部畸形的患者而个别设计的。此类鞋除了设计上用作保护双足外,有需要时还可改善患者在下肢生物力学上缺陷,亦可加设减负的功效。但这类鞋需要配合制鞋技术人员的特殊技能。图4.14是一名患有小儿麻痹症和2型糖尿病的男患者使用特制鞋的病例。患者右足底部患有神经病变性足溃疡。处方的特制鞋除为了保护足部外,亦改善了下肢长短不平衡的生物力学上的缺陷。鞋内亦加安了轮廓类鞋垫减少足底的局部负荷。

愈合凉鞋有特别的摇杆底部设计,跟半鞋一样有限制跖趾关节背屈的作用,以减轻步行时推进阶段在跖骨头底部的压力。

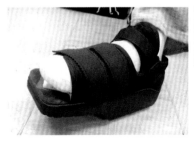

图4.13 前半鞋有摇杆底部的设计

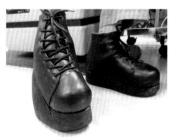

图4.14 处方的特制鞋

4

4.4.7　全接触石膏支具

全接触石膏在治疗糖尿病足溃疡或夏科关节病方面是一种非常有效的支具。它能减少足底溃疡部位的局部压力和糖尿病神经病变足的高峰压力点。这被认为是减少糖尿病足足底压力的"金标准"。此外,它可以固定皮肤溃疡边缘,保护足底避免再被创伤,控制和减少下肢水肿等方面的功用。

全接触石膏支具的设计可消除跖骨头和脚趾表面的负荷,减少前足足底部的压力。它可把应力转移到患者的小腿和后足部。另外亦改变了步行的速度和步幅,但这些因素是否有助于减少压力现在还不太清楚。

一般的全接触石膏是没有窗口做创面清洗或检查之用的。不过,这可通过简单地在创面部位剪去部分的全接触石膏便可达到窗口的功能。研究报告指出,这种有窗口的全接触石膏比前半或后半鞋更能有效地治疗糖尿病足底溃疡和降低继发性骨髓炎的风险。但是,这种窗口式设计也有潜在的问题,如果窗口过小,会限制其作用;如果过大,亦影响溃烂区的减负作用,也会妨碍窗口位置开关或引致塌陷。研究还比较了全接触石膏与包围脚趾的标准腿高度的固定石膏,并未发现两者之间有显著性的差异。

不过全接触石膏也有其缺点,包括使皮肤擦伤,使用后特别使老年人的行动不稳定,容易绊倒,引致创面感染等。许多人对不可自行拆除的器具感到不能接受。这因为它在日常活动上会造成诸多不便。李炳辉的经验发现,患者和临床医师要有足够的沟通及选择适当的患者做此类治疗,是成功使用全接触石膏的关键。患者必须明白,创面成因之一是步行时的重复压力,这会有助于患者顺从医嘱。全接触式石膏支具也有其并发症,而且应该留待患者对其他治疗没有反应的时候应用。

4.4.8　可拆性步行器具

现时有多款可用作治疗糖尿病神经病变性足溃疡的成品可拆

性步行器具,例如空气石膏支具(Aircast)(图4.15),高筒或短筒的装甲靴,亦有个别特制的可拆性步行器具(图4.16)。它们似乎是跟一般的全接触石膏支具在减少溃疡部位的足底峰值压力是一样的。

可拆性步行器具大多数都是现成的,即时可以使用,患者可容易地拆开或重新穿戴。特别是患者如不能耐受全接触石膏支具,便可选择这类器具。但研究发现全接触石膏比可拆性步行器具更能和更快愈合糖尿病神经病变性的足溃疡。然而,只有10%~28%的患者会顺从医嘱使用这类可拆性的设备。这可能是由于患者对这种设备的耐受性比较低的原因。

即用式全接触石膏支具是为了提高患者的依从度而设计的,只要在可拆性步行器具上包上纤维石膏绷带便成。这样只有在随访时患者才可拆开支具。这一方法除了可节省经费外,还使安装及拆卸工作更容易。临床上,可拆性步行器具比全接触石膏更能被患者接纳。因此,有人认为全接触石膏支具的成功是因为它可以提高患者在使用压力减负器具上的依从性。

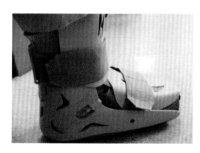
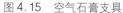

图4.15 空气石膏支具

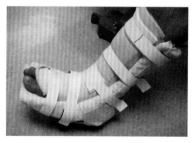

图4.16 特制的可拆性步行器具

4.4.9 材料的选择

能否成功地矫正下肢结构或生物力学不足的因素,除了医患合作外,主要依赖于有没有做认真的临床下肢生物力学应用评估,在力学控制上是否应用其知识,另外认识不同矫形材料的性能、性质和特点等。

4

　　用于足部减负的矫形材料种类繁多(图4.17)，一般可分为软性或弹性，半刚性或半灵活及硬性；也可从其密度上分为低、中或高密度。材料的性能特点主要是从供应商所做的材料力学性能测试而确定的。在表4.4中概述了常用的矫正材料。

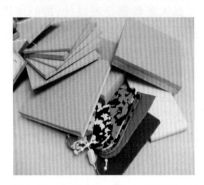

图4.17　多种器具减负用的矫形材料

表4.4　矫正材料

种类	作用	例子
高密度性、硬刚性	主要用作矫形器的外壳，承受重量	Cork 聚丙烯
中密度性、半刚性或半灵活性	主要用作外壳和重新分配重量	乙烯醋酸乙烯酯共聚物（Ethylene vinyl acetate） Aquaplast
低密度性、软性或弹性	主要用作组织缓冲，减震和调节	PTT Spenco Plastazote Poron

4.4.10 结论

为有效地治疗糖尿病足溃疡,临床医师不仅要重视创面本身的药物及手术治疗,也需要考虑纠正或填补下肢的结构或功能上的不足。这需要通过仔细的临床评估,对下肢的生物力学知识的应用,认识所用的矫正材料的属性,良好的患者与临床医师的关系,糖尿病足的患者教育等多方面配合才会成功。最后,每个患者都是一个独特的病例,在足部力学控制和减负方面的措施亦应按个别需要而定制。

(李炳辉　陈家伦　罗颖琪)

4.5 不同阶段糖尿病足的减压控制

本章所论述的是一般临床常用的减压方法及器具。有一些设备和方法使用时需要一定的技能和知识。此外,除减压控制外,治疗糖尿病足还有很多方面需要考虑,如创面处理、感染控制等不在此解释,这里只集中讨论在不同阶段糖尿病足的减压控制(图4.18、图4.19)。

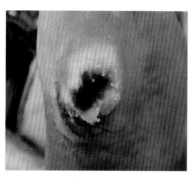

图 4.18　第 1 跖趾关节处皮肤破裂及皮下出血

第 1 跖趾关节反复受压力的影响,导致老皮增生,皮肤无法承受压力而破裂及皮下出血

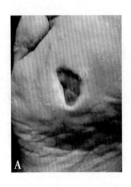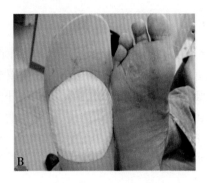

图 4.19　右脚底第 4 跖趾关节区患有神经性溃疡

A. 49 岁的男性 2 型糖尿病患者,右脚底第 4 跖趾关节区患有神经性溃疡

B. 这里使用了羊毛垫作为填充垫去协助创面愈合

4.5.1　正常足

　　这组患者临床上未发现有糖尿病足的并发症,在这个阶段的足部护理方面,应注重患者教育及提升患者对足部护理的自我意识。这包括皮肤、趾甲、小创面的处理,更重要的是教导患者如何选择一双妥善合适的袜子及鞋子。袜子方面,应穿着棉质袜子,以控制脚汗造成鞋内的潮湿环境,这一点在南方潮湿气候尤为重要。鞋子方面,应选购可保护足跟、趾部和足底部的鞋子,特别在脚趾部位应有足够空间,不可过大或过小,物料亦应选择柔软、透气及吸汗的。

　　以下是在选择鞋子时应注意的事项:①应选择有鞋带、鞋扣或尼龙搭扣带。②不应根据鞋的号码去判定是否适合你的脚,而应该试穿。③应用大的脚去试穿新鞋,大部分人都有一只脚比另一只大的情况,应该从你的最长的脚趾预留约 2 cm 的空间。④鞋跟高度不应大于 2 cm,以免增加前脚掌的压力和软组织的负荷。⑤应选择可拆式有缓冲作用鞋垫。⑥可穿鞋子在店内走动,以确保它们感觉舒适。你应该能够自由地扭动你的脚趾。如果觉得鞋太紧,不要购买。没有适应期这样的事。⑦避免狭窄的鞋及尖鞋头。⑧每天穿着前应检查你的鞋。

4.5.2　高危足

这个阶段的糖尿病患者已发现有 1 种或以上的糖尿病足部溃疡的风险因素。糖尿病并发症在足部有多方面的影响。周围神经病变损伤感觉神经使双足保护性感觉缺失,双足变得不敏感;运动神经亦会受到影响,造成脚趾形变,使跖骨头底部突出及趾关节畸形,这些神经病变容易导致患者因步行或穿着不合适的鞋子而受伤害。此外,糖尿病并发症也使自主神经受损,造成皮肤干燥,皮肤往往形成裂缝,有可能感染。糖尿病并发症亦令肌腱和韧带因非酶糖基化的关系导致关节活动范围受限,其中包括第 1 跖趾关节、踝及距下关节。

4.5.3　溃烂足

在治疗糖尿病足溃疡的过程中,除感染治疗、糖尿病的控制、创面护理和血管重建外,力学控制是愈合的另一个关键因素。足底部压力峰值过高会延长溃疡愈合的时间。足部的减压治疗被认为是在治疗糖尿病足溃疡的过程中最重要的方面。大多数的溃疡似乎都发生在前足部,所以前足区的减负工作尤为重要。

溃烂足的力学控制目标:①解除压力的同时保持溃疡患者可做轻度的走动;②加强软组织的可生性;③促进创面愈合;④减轻压力,摩擦和剪切力,同时保持皮肤的湿润和温度在适当水平,以支持组织的健康成长。

4.5.4　截肢足

在过去的一个世纪,研究者对步态中脚下的压力及负荷进行了深入的探讨。大约 50% 的负荷是由足跟去承受,而余下的 50% 就被跖骨头去分配。其中第 1 跖骨头的负荷便是每个小跖骨头的 2 倍。当踇趾被截肢后,余下的第 1 跖骨头、小的跖骨头和脚趾的峰值压力亦会明显高于患者的对侧足。

4

约65%蹈趾已截趾的糖尿病患者会再度发展成足溃疡。大约53%需要随后截肢。因此,这阶段的患者需要在力学控制上特别注意。

在这一个阶段的减压器具,跟高危足或溃疡足基本上是一样的。但需要特别注意截肢后余下部位的生物力学上的改变,如防止脚趾畸形(图4.20),蹈趾被截肢后余下的第1、2跖骨头发展成溃疡(图4.21)等方面的工作。

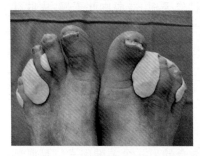

图4.20　有机硅装置使用在脚趾切除后的残端区域

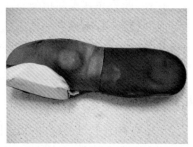

图4.21　低密度塑料材料定制的鞋垫

蹈趾切除手术后,为预防再度溃疡而特定的低密度塑料材料所定制的鞋垫

(李炳辉　陈家伦　鲍琼林　罗颖琪)

4.6　蹈趾外翻

蹈趾外翻(hallux valgus)是指第1跖骨内翻、蹈趾斜向外侧,蹈趾骨和第1跖骨之关节倾斜超过15°,是一种常见的向足的外侧过度倾斜、第1趾骨内收的前足畸形,又名"大脚骨"或"大觚拐"。蹈趾外翻是足的一种常见病,始于青年,其发病率很高,文献报道为20%～50%。男女比例1∶(9～15)。早期除了外观不美丽、选鞋困难及容易损坏鞋形,还没有给人们带来太多的不适症状。但是随着年龄增长,蹈趾外翻畸形程度的加重,会产生很多严重的并发症,

如踇囊炎肿、足底筋膜炎、爪状趾、鸡眼、脚垫、扁平足、横弓塌陷等，这些并发症的发生不仅影响足部功能，产生疼痛，还严重影响生活和工作。甚至因双脚受力不平衡引发人体负力线的改变，导致膝关节、骨盆移位，引起腰酸、背痛、颈椎不适等一系列疾病。穿高跟尖头鞋是踇趾外翻形成的主要因素之一，一些全身性疾病如类风湿关节炎、痛风性关节炎等，特别是老年性骨关节炎也是引起踇趾外翻的因素。还与遗传、足结构的异常相关。

4.6.1 病因

踇趾外翻病因主要有：①遗传因素；②长久站立或行走过久、负重过度；③经常穿尖头鞋或高跟鞋。

踇趾外翻的发病与遗传有关，女性患病率高，何时开始穿高跟鞋对女性踇趾外翻患病有重要影响。父母有踇趾外翻，子女患踇趾外翻的概率明显增大。此外，女性足部韧带较男性弱，在同等遗传条件下，更易发生踇趾外翻。若站立过久，行走过多，经常穿高跟或尖头鞋时，第1楔骨和跖骨承受压力超过25%，促使第1跖骨向内移位，引起足纵弓和横弓塌陷，踇趾因踇收肌和踇长伸肌牵拉向外移，第1、2跖骨间的夹角加大。第1跖骨头在足内侧形成一骨赘，踇趾外翻逐渐加重，第2趾被踇趾挤向背侧，趾间关节屈曲，形成锤状趾。青少年期是身体骨骼结构形成的关键时期，此时儿童的软组织相对较松弛，骨骼迅速发育身高增长，身体结构尚未定型。如此时过早穿高跟鞋，则高跟尖头鞋将前足紧紧地包裹着，使脚趾处于一种病理状态，并触发一系列的踇趾外翻发生机制，导致最终形成踇趾外翻。第1跖骨内移后，使得该处极为隆起，容易与鞋形成摩擦，天长日久，该处皮肤和皮下有关组织增厚、红肿、滑囊形成，而发生踇囊炎。引起疼痛，局部溃烂后可造成感染，踇趾外翻患者因为前足生物力学发生异常，很多合并有足底部胼胝（硬茧子或鸡眼）。

4.6.2 病理

正常足楔骨间和跖骨间有坚强的韧带连接，但第1楔骨与第1

4

跗骨比其他楔骨与距骨的连接较弱。踇趾外翻其病理有以下几方面：①第1跖骨内收，第1、2跖骨间角增大，这是大多数患者最重要的病理改变，跖骨头内侧与鞋帮摩擦而形成骨赘、踇囊炎；②第1跖趾关节结构的异常，近端关节面固定或远端关节面固定角增大，其中近端关节面固定角的异常增大是一部分患者主要的病理改变；③踇趾外翻，部分患者伴有旋前；④胫侧籽骨向腓侧移位；⑤第1跖骨内侧关节囊松弛，外侧关节囊挛缩，踇内收肌与长屈肌腱外侧头挛缩，弓形的形成；⑥第1跖骨头抬高，第2、3跖骨头楔骨下沉形成的前足横弓减弱或消失，前足增宽；⑦跖楔关节松弛不稳定等。

4.6.3 临床表现和诊断

（1）临床表现 踇趾外翻常呈对称性，踇趾的跖趾关节轻度半脱位，内侧关节囊附着处因受牵拉，可有骨赘形成。第1跖骨头的突出部分，因长期受鞋帮的摩擦，局部皮肤增厚，并可在该处皮下产生滑囊，如红肿发炎，则成为踇趾滑囊炎，局部可溃烂、感染。严重者踇指的跖趾关节可产生骨关节炎，引起疼痛。足踇趾外翻、旋转畸形，第2趾朝背面挤出，形成锤状趾。第2、3跖骨头跖面皮肤因负担加重，形成胼胝。第2趾近侧趾骨间关节处背侧皮肤因与鞋帮摩擦可形成胼胝或鸡眼。

（2）诊断 可以根据典型的临床表现踇趾外翻畸形、疼痛和足踇趾滑囊炎，足底胼胝形成来诊断。

1）患者常合并有平足症，部分有家族史或长久站立工作、经常穿尖头鞋史。

2）踇趾外翻、旋转畸形，局部疼痛，行走困难。

3）第2趾锤状趾，第2、3跖骨头跖面形成胼胝，第1跖趾关节突出部形成足踇囊炎。

（3）X射线摄片术 ①第1、2跖骨夹角大于10°；②各跖骨头张开，第1跖骨头跖面的籽骨向外移位；③第1跖趾关节内侧关节附近处可有骨赘形成，严重者可产生骨性关节炎；④足踇趾的跖趾关节轻度脱位。

4.6.4　治疗

以往治疗踇趾外翻的目的主要是解除痛苦,对于无痛性或疼痛不剧烈的畸形不主张矫正。而随着人们生活水平的提高,一些患者,主要是年轻女性患者,就诊的目的主要是由于外形不美观,不能穿着时髦的鞋;或者由于某些场合需要穿高跟鞋,但又痛得不能穿,因此寻求矫正治疗。手术方式分为骨性手术和软组织手术,以矫正骨骼的畸形和引起畸形或畸形导致的软组织问题。

(1)非手术疗法　轻度外翻、疼痛较轻者,可按摩,搬动足踇趾向足内侧,理疗,穿鞋合适,亦可在第1、2足踇趾间用棉卷垫起或夜间在足的内侧缚一直夹板,使足踇趾变直。同时在沙土上赤足行走,锻炼足部肌肉或穿矫形鞋、平足鞋垫矫正平足。

(2)传统的手术疗法　适用于疼痛严重或畸形严重者。踇趾外翻手术方式主要包括软组织修复手术、截骨术、关节成形术及关节融合术。一般而言,踇趾外翻角(hallux valgus angle,HVA)<30°,跖骨间角(inter metatarsal angle,IMA)<13°为轻度畸形;30°<HVA<40°,13°<IMA<20°为中度;HVA>40°,IMA>20°为重度。对于轻度的畸形远端软组织手术如改良的 McBride 手术有时可以解决问题。中度的踇趾外翻可根据畸形的类型选择不同的截骨手术。严重的畸形,合并骨关节炎,关节稳定性差,可以考虑行关节成形术或关节融合术,一般的原则是对活动要求高的年轻的体力劳动者可以选择关节融合,而对活动没有太多要求的老年患者可以选择 Keller 手术。而微创手术有损伤小、无须内固定、术后即可下地负重等优点,但需严格掌握适应证,严重的畸形还是开放手术效果更理想,而王正义教授也指出微创手术一定要有开放手术的经验才可以实施。根据术前诊断及 X 射线片显示,确定足踇趾外翻的类型,再来制订适合的手术方案。

1)单纯踇趾外翻角(HVA):可用软组织手术矫正,调整软组织平衡如 Silver 手术和 McBride 手术,或用远端截骨术如 Akin 手术。

2)远端关节固定角(distal articular set angle,DASA):此为单纯

4

趾骨外翻,不累及跖趾关节,可用 Akin 手术矫正。

3)近端关节固定角(pmximal articular set angle,PASA):远端截骨术可矫正此类畸形如 Reverdin 手术、Austin 手术或 Mitchell 手术。

4)跖骨间角(IMA):此类手术方法较多,基本手术是跖骨基底截骨术,又可分3类:①第1跖骨远端截骨如 Mitchell 手术、Austin 与 Chevron 截骨术式、Scarf 手术等;②第1跖骨干部截骨有改良 Ludloff 术式和 Glickman 跖骨干部"Z"字形截骨;③第1跖骨基底截骨以往施行 Loison-Balacescu 手术,当前临床中最常用的是 Juvara 手术。

5)混合型:软组织手术,联合远端或基底截骨术。

6)关节炎型:关节成形术如 Keller 手术。

(3)踇趾外翻的微创手术治疗 局部麻醉后,首先行第1跖趾关节囊外侧组织松解,取第1跖趾关节背外侧切口,长约0.3 cm,直达关节囊,用小骨膜剥离器松解关节囊及外侧组织,用手法将踇趾矫正至内翻10°无张力,可伴有踇收肌止点处的撕脱骨折,无须特殊处理。随后行第1跖骨头内侧骨赘切除、跖骨头颈斜形截骨术,取踇趾近节趾骨近端内侧横切口长约1 cm,直达骨质,用小骨膜剥离器自远端向近端分离骨赘表面踇囊,用削磨钻磨去骨赘,用骨挫挫平。取第1跖骨头颈处内侧切口,长约0.3 cm,直达骨质,用削磨钻自远端向近端斜形截骨,角度<30°,用手法将跖骨头向外侧推开约1个皮质,冲洗切口,用直径1~2 cm 纱布卷置于1、2趾蹼间,用绷带自第1、2趾间绕踝关节做"8"字形包扎固定,将踇趾固定于轻度跖屈内翻5°~10°位,术后1、2、4周换药,1、6周拍片复查,必要时再行手法整复,至第6周去除包扎,术后可下床,生活可自理,以床上功能锻炼为主。

4.6.5 预防

本病重在预防,非手术疗法和手术疗法均可取得较好的疗效。因此,做好预防工作十分重要。防止平足症,穿合适的鞋子,可防止踇趾外翻的发生和发展。轻度踇趾外翻可在第1、2趾间夹棉垫,夜间在踇趾内侧缚一直夹板,使踇趾逐渐变直。同时应用矫形鞋或平足鞋垫矫正平足症。畸形严重且已并发滑囊炎者,可行滑囊骨赘切除、重叠缝合跖趾关节内侧关节囊,踇内收肌腱切断术和第1跖骨截骨术。

　　具体防治措施如下:①避免穿着尖头高跟鞋,走路时可穿有足弓支撑的专业健康鞋,当睡觉时可配合踇趾外翻矫正带或矫正器。选择一双合适的鞋子,如鞋跟不要太高,鞋头要宽松一些,使足趾在里面有一定的活动空间,使其感受不到任何压力,尤其不能穿尖而瘦的高跟鞋。对于轻度患者,可以用负跟鞋进行前足减压。这种负跟鞋的特征是鞋底前高后低,常用于平足症的保守治疗,减轻足弓压力,前高后低的负跟鞋更有利于减轻前足踇趾关节的压力,可防止病情加重和恶化,有利于囊肿的回纳。适用于没有手术指征的患者。②做赤足运动,加强足底肌肉力量,防止踇趾外翻恶化。③每日用手指将踇趾向内侧掰动,也可以有效地防止踇趾外翻病情加剧。④借助矫形器械,如踇趾外翻矫正带(分日用、夜用矫正带),长期佩戴踇趾外翻矫正在带,对踇趾外翻有很好的治疗效果。⑤踇趾外翻严重,无法矫正时,应采取手术治疗。⑥术后需穿健康鞋,但要间歇性佩戴踇趾外翻矫正带,预防踇趾外翻复发,负跟鞋较为适宜。

(李炳辉　杨文波)

4.7　胼胝

4.7.1　病因

　　胼胝(callosity)为非穿透性、局限性表皮角化过度的增厚物,发生原因主要是足部结构及功能异常,如跖、趾骨高低不平,反常距下关节后转,使骨隆突部位的皮肤长期受到挤压、摩擦等机械损伤作用,不合脚的鞋袜及年龄老化致足部变形更加重了局部的压迫,该

4

处皮肤角质层逐渐增生变厚;其病理变化主要是病变部位围绕致密的角质层所形成,无穿透性角质中心核,常有弥漫性肥厚表现,去除压力后可自行消失。

胼胝被认为糖尿病足溃疡的早期重要预测指标,胼胝感染、破溃已成为导致糖尿病足溃疡甚至肢端坏疽最常见、最严重的诱发因素。有报道发现 82.4% 的糖尿病足溃疡患者在溃疡出现前有胼胝形成。糖尿病合并神经病变及缺血患者胼胝部出现溃疡的相对危险度可增加 11 倍。而另一项横断面调查则发现有胼胝形成的感觉异常患者发生足溃疡风险增加近 77 倍,对这些患者进行随访后发现溃疡仅出现在胼胝部位,因此正确认识、预防并处理胼胝成为预防足部坏疽的重要措施。

4.7.2　临床表现

胼胝常见于受压部位,尤其好发于掌跖和距下关节的骨性隆起部位。外观为扁平或隆起的局限性片状角化增厚板,呈黄白色,质坚硬,可清楚观察到表面皮纹;胼胝增大或足的畸形如平足症、弓形足、锤状趾等致足压力点改变造成胼胝增大加深时可发生疼痛,尤其行走时疼痛加重;部分患者甚至出现表皮裂缝合并胼胝形成。

胼胝是重要的溃疡前期损伤;神经性足的胼胝通常坚硬、干燥;可导致胼胝下组织压力性坏死、形成溃疡;神经缺血性足也会形成胼胝,但比较薄、比较光滑。胼胝变厚、胼胝内出现小的血斑点,完全清除胼胝表层后发现其深层呈白色且被泡软,或发现上皮内水疱常为溃疡前期的征象,提示即将出现溃疡。

4.7.3　诊断与鉴别诊断

根据病史、临床表现及胼胝病理特征常可诊断。对于胼胝合并炎症者,既往由于存在很厚的角质层,加上糖尿病足患者存在感觉异常,故难以通过皮肤红斑、肿胀、皮温及疼痛等指标衡量炎症情况。近年随着物理成像方法的发展,温度记录及超声成像法均已用来显示胼胝炎症及其下组织破坏程度,以评估足溃疡风险。

一般须与以下疾病相鉴别:①鸡眼。病因及病理改变与胼胝相似,其有穿透性中心核,基底部位于表面,形成圆锥的角质栓尖端朝内压迫邻近的结构;硬性鸡眼多发生在第5趾近端,趾间关节的背外侧,软性鸡眼可发生在任何二趾间,但以第4、5趾间最多,因汗液浸渍而变软发白。②跖疣。去除表面角质后,跖疣有延伸性真皮乳头,其中有血管存在,但无角质核心。

4.7.4 预防和处理

最近的一项调查发现超过50%的糖尿病患者未接受过医生的足部检查,而28%患者未接受过糖尿病足相关教育。应使患者定期接受教育,每天进行足部检查,培养正确而健康的足部护理及穿鞋习惯,对高危足患者建议根据测压系统使用定制标准鞋及鞋垫以有效减轻足部(跖肌)高压,预防足溃疡。

常规足部护理:每日洗浴时要洗脚,保持趾间干燥;用中性肥皂,洗完后仔细漂净双脚;脚不要泡太长时间,否则会导致皮肤更加干燥;对于干性皮肤,可适当涂抹润肤膏(护手霜、花生油、橄榄油等),趾间避开;同时鼓励穿合适的鞋袜;而对于湿性皮肤,则使用收敛剂或止汗剂如氯化铝可能会有效;此外应避免赤足行走。

出现前述溃疡前期警示征象,应尽快至足病专科就诊,由足科医师清创切除过度角化的胼胝并配合定制鞋、鞋垫或矫形器等减压设备,使足部压力从胼胝等部位分散,有效减轻或重新分布足部高压,进而降低溃疡发生。患者不应自行切除胼胝,也不宜购买所谓鸡眼或胼胝去除剂,否则可能损伤皮肤导致足部感染。对不能去足病专科就诊的糖尿病足患者,可通过温盐水浸泡,用浮石或尼龙清洁垫摩擦胼胝区域以减少厚度;48 h内尽可能少走路;如足部出现渗液或组织损伤,应及时去专科就诊。

对于皮肤裂缝合并胼胝者,应清除深裂缝边缘的胼胝,用免缝胶带将裂缝绑在一起以加速愈合;足后跟部裂缝的患者应避免穿无后跟鞋;胼胝增大、较深、疼痛影响行走和工作者,或由足部畸形或

4

趾骨突出引起者,必要时可采取手术切除治疗。

(杨兵全　李炳辉)

4.8　甲癣

4.8.1　病因

甲癣(tinea unguium)(甲真菌病)是趾(指)甲感染最常见原因(超过50%),占皮肤癣菌病的30%,在正常人群中的发病率达3%~13%,并与年龄增加相关。据统计,超过30%的患者年龄在60岁以上。而且易复发,其发病与穿潮湿、不透气鞋,多汗、反复趾(指)甲损伤、遗传基因缺陷、皮肤真菌感染、周围血管病变、免疫缺陷及糖尿病等有关。一项研究显示,糖尿病患者发生甲癣感染的风险是正常人的2.77倍,相比糖尿病无甲癣者,合并甲癣者有更高的二次感染率(16%：6%),坏疽和(或)溃疡发生率(12.2%：3.8%)。

4.8.2　临床表现

甲癣90%致病菌为皮肤癣菌属,如发癣菌属、小孢子菌及表皮癣菌属;仅10%由非皮肤癣性真菌引起;不同皮肤癣菌属常可引起不同的临床症状,据此可分为以下几种典型甲真菌病。

(1)远端指(趾)甲下甲癣　其感染一般由周围皮肤的皮癣菌病启动,最主要形式为远侧甲下甲癣,发病率较指(趾)癣高2倍,最初累及远端甲床使受累趾甲和甲床逐渐发生分离,病变甲可变脆、易折断,继而累及甲板下方;指(趾)甲颜色由黄白色到棕褐色不等,趾或足底皮肤也可受累,有特征性的糠麸样、鳞屑性、红斑性、界线清楚的斑片。主要致病菌为红色癣菌。另有一种甲内型甲真菌病,仅仅侵及指(趾)甲板,而无甲分离及过度角化现象。

(2)白色浅表型甲真菌病　常为甲板表面受累,呈白垩样表现,有时指(趾)甲会出现白色孤岛样损害,由须毛癣菌、头孢菌属、曲霉等感染引起。毛癣菌性白甲是浅表性甲感染的一种类型,该真菌可引起甲板上或甲板内小粉笔样白点而得名,要想除掉滋生真菌的甲板,不仅要刮掉其表面而且要去除其下方的正常甲板。

(3)近端甲下型甲真菌病 一般从近端甲床沟侵犯,引起指(趾)甲发白,由红色毛癣菌和玫瑰色毛癣菌引起,可以是人类免疫缺陷病毒(human immunodeficiency virus,HIV)感染或其他免疫抑制性疾病的病征,需加以排除。此外亦可继发于趾间念珠菌病引起的甲沟炎。

(4)念珠菌性甲真菌病 侵犯整个甲板,见于患慢性皮肤黏膜念珠菌病的患者,由白念珠菌引起;常有甲沟炎,开始于甲侧面或近侧甲,并可挤出少量脓液,邻近甲小皮(甲床表面)呈现粉红色、肿胀,并有压痛。甲的邻近部分变黑,有嵴,并与甲床分离,以后整个甲板可分离。指(趾)甲感染较多见于趾甲,合并甲沟炎是其特征。

以上4种甲真菌病最终可导致整个趾甲破坏,引起全营养不良性甲癣。

4.8.3　诊断与鉴别诊断

甲癣可通过典型临床症状,如甲床角化过度、甲板增厚判断,氢氧化钾(KOH)染色后镜检观察到具隔膜的菌丝和芽孢有助于诊断;一些病例尚需通过指(趾)甲碎屑培养(标本从感染甲的近端获得)来确诊。近来随着分子基因分析方法的开展,亦可通过限制性片段长度多态性(restriction fragment length polymorphism,RFLP)分析真菌脱氧核糖核酸(deoxyribonucleic acid,DNA)以协助诊断。有以下症状常提示持续甲癣存在:甲板内或下方出现白、黄或橙色、褐条纹或斑;侧甲板松离,伴甲下碎屑。

甲真菌病与慢性甲损害、银屑病及变应性接触性皮炎的鉴别比较困难,必须依赖病史、反复的真菌检查;变应性接触性皮炎荨麻疹表现类似慢性念珠菌性甲沟炎,但常有明确过敏史,有复发性;银屑病可累及单甲,仅有轻微凹点,也可出现甲分离,或为甲下角质的

4

堆积,但常有全身皮肤特别是伸侧鳞屑样皮损,去除鳞屑后可见毛细血管点状出血(Auspitz 征)。

4.8.4 预防与治疗

4.8.4.1 预防

预防措施:①保持环境清洁干燥,预防潮湿,教育患者注意控制甲的生长速度;②对病变指(趾)甲进行局部治疗;③注意预防手足癣、体癣及股癣,出现症状时及时治疗;④治疗糖尿病等基础疾病;⑤每天在鞋内使用抗真菌喷雾剂或粉剂;⑥对与患者紧密接触者进行检查并及时处理;⑦保持足部凉爽,在泳池或更衣室内穿人字拖鞋(flip-flops);⑧鼓励正确的穿鞋习惯,选择宽松鞋,限制使用高跟鞋或窄底鞋以避免对正常甲的保护屏障造成损伤,破坏甲板和甲床间的紧密性;⑨规律修剪指(趾)甲,平直剪甲,避免游离缘呈圆形或"V"字形;⑩日常生活中,注意个人卫生用品应专人专用,避免在患者与正常人间共用指(趾)甲钳或锉刀等设备。

4.8.4.2 治疗

(1)一般对症治疗 包括定期减小或削薄增厚角化的趾甲(由专科医师用手术刀片完成),不可自行处理,否则可引起局部皮肤损伤、感染,甚至引起骨髓炎导致截肢;或者使用40%尿素乳膏封包法软化、去除病甲;局部直接应用抗真菌药,如局部5%阿莫罗芬搽剂和强碘;治疗应坚持到新甲形成,大概需要6~12个月(指甲形成周期为4~6个月,趾甲为12~18个月)。

(2)全身治疗 只有当感染引起全身不适症状或痛苦时,才考虑积极的全身治疗。在治疗前还要考虑到如下因素:致病病原体,对抗真菌药物的敏感性,患者合并的其他疾病,药物相互作用及不良反应,患者的年龄、依从性及费用等。

有研究显示,伊曲康唑200 mg,1次/日,连续6周,联合盐酸阿莫罗芬搽剂(1次/周,连续6个月)可达到84%的真菌学和临床治愈率;12周后,治愈率可达到94%。另一项7年的随访研究则显示,特比萘芬 250 mg,1 次／日,连续 6 个月,比伊曲康唑 400 mg,每月使用,1 周,连续 3 个月的冲击疗法具有更低的复发率(11.9%：35.7%)。对于难治性甲病或易复发者,可考虑在 3 个月全身治疗结束后,在 6 个月和 9 个月时给予全身药物临时冲击治疗以减少复发率。新兴的电离子透入法、激光打孔法等可促进药物有效渗入病变部位发挥更持久作用。

对于甲癣常合并甲沟炎,急性者由细菌感染引起,疼痛,有脓液分泌,需引流脓液,并适当应用抗生素;慢性甲沟炎通常由白念珠菌引起,治疗上亦可使用上述药物;对于趾间真菌感染(足癣)引起的皮肤潮湿、发白糜烂,可予克霉唑喷剂(含 1% 克霉唑的异丙醇)局部应用,效果较好。

对于药物治疗失败或因药物不良反应无法继续服用者,可以采用光动力学疗法,有报道显示用准分子激光或波长为 630 nm 的宽带红光照射配合局部使用 40% 尿酸和 5-氨基乙酰丙酸可发挥较好的疗效。

(3)治愈标准　100% 甲癣临床症状消失(无须真菌学检查结果)或真菌实验室检查阴性伴下列一条或几条临床症状:遗留远侧甲床角化过度或甲松离低于病变甲板的 10%;对于反复发作的患者需保证真菌学检查阴性。

总之,随着人们对甲癣认识的加深、卫生习惯的改进、现代医疗水平的发展及新型药物、治疗方法的出现,甲真菌病必然在不远的将来得到很好的控制。

（杨兵全　李炳辉）

4.9　平足症

平足症(flat foot)是指先天性或姿态性导致足内侧纵弓平坦,负重力线不正常,足部软组织松弛,出现疲乏或疼痛症状的足扁平畸形。我国平足症的发生率为 0.8% ~ 3.7%,国外报道为 2.7% ~

16.4%,主要表现为足弓塌陷。平足症患者因无法承受身体重量造成足弓塌陷或消失,足底因而变得扁平而平贴于地面,失去足部应有的弹性,也无法将人体的重量均匀分配到足底各区,使得在行走或跑步时,对于地面的反作用力,无法达到吸收、吸震的效果,进而失去适度的稳定性、弹力及扭力,同时容易造成脚底的血管和神经受到压迫,使足部容易产生疲劳,且易引起足部韧带的过分拉扯,所以经常会感到足痛、小腿痛及膝盖疼痛。

4.9.1 足弓的解剖结构及功能

足弓是由跗骨与跖骨借韧带、关节及辅助结构按一定的空间布阵排列,形成的凸向上的弓。正常足由2条纵弓和1条横弓构成。内侧纵弓由跟骨、距骨、足舟骨、3块楔骨和内侧3个跖骨构成;外侧纵弓由跟骨、骰骨和第4、5跖骨构成;足横弓由5个跖骨基底、骰骨和3块楔骨构成,弓的最高点在中间楔骨。除骨性结构外还有跖腱膜、跖长短韧带、弹簧韧带、内侧距跟韧带、距跟骨间韧带和三角韧带的胫舟部分6条韧带和胫骨后肌、胫骨前肌、腓骨长肌和短肌、跟腱等足外在肌一起共同维持足弓的稳定性。其中胫弹簧韧带、三角韧带胫舟部分和距跟骨间韧带对足弓的维持最重要,这些韧带虽很坚韧,但缺乏主动收缩的能力,一旦被动拉长或损伤,足弓将塌陷成为扁平足。

内侧纵弓其顶位于距下关节,较长较高,活动性大,富于弹性,为足弓的主要运动部分,使足可适应不同的路面,并把来自胫骨的负荷传至足的前中、后部。外侧纵弓较低较短,整个外侧纵弓常接触地面,且与地面的接触面积比内侧纵弓大,为足弓的负重部分,活动度较小,比较稳定,并支持内侧纵弓。足横弓仍存在争议,Ridola认为有2条横弓,但也有人认为横弓并不存在。足纵弓和横弓使足呈半穹隆形,保护足底的神经、血管免受压迫;足弓存在一定活动,具有柔性,使足在着地时能适应不同的路面;它又具有坚韧性和弹性,使足在离开地面时具有一定的弹推力,利于跑、弹跳等各种运动;它可使载荷由弓顶分散到足的前、后部,缓冲地面对身体的冲击,保护脑和内脏器官免受震荡。

4.9.2　病因

　　平足症的病因中较常见的有胫骨后肌腱功能不全,足部骨韧带结构的创伤,足骨、韧带发育异常及神经肌肉病变等。既有先天性因素,亦有后天性因素。

　　(1)先天性致病因素　①足副舟骨、足舟骨结节过大,胫后肌附着处软弱;②第1跖骨较短,其他跖骨承受重力过多,促使足弓扁平;③足跗骨间软骨性或纤维性联合,常见有跟距、跟骨及跗骨间等联合均可导致平足症。

　　(2)后天性致病因素　①双足长期负重站立,体重增加,长途跋涉过度疲劳,维持足弓肌肉、韧带、关节囊及腱膜等软组织逐渐衰弱,足弓逐渐低平;②长期有病卧床,缺乏锻炼,肌萎缩,张力减弱,负重时足弓下陷;③穿鞋不当,鞋跟过高,长期体重前移,跟骨向前下倾斜,足纵弓遭到破坏;④足部骨病如类风湿关节炎,骨关节结核等;⑤脊髓灰质炎后遗平足症。

4.9.3　病理生理及分类

　　病理改变涉及骨、韧带和肌腱3个方面,不仅存在胫骨后肌腱功能不全,还存在弹簧韧带、三角韧带等损伤、骨关节对位或解剖异常等。根据病理改变不同平足症可分为结构性或僵硬性平足症和生理性或功能性平足症。前者是由于先天性跗骨黏合、韧带松弛、肿瘤、感染性关节炎及神经系统病变等都可能使脚底功能降低,造成不稳定、变形,多半为严重性平足症,手法不易扳正,足跗关节间跖面突出,足弓消失,跟骨外翻,双侧跟腱呈"八"字形,距骨头内移,呈半脱位,距骨内侧突出,有时合并腓骨长、短肌及第3腓骨肌痉挛。后者一般指足在无重量负荷时,足弓可明显看出来,但在重量负荷时,足弓是塌陷的,多半是脚底韧带松弛,足底筋膜或肌肉张力不协调产生的。根据美国医学报道,太早使用学步车练习走路的幼儿比一般较晚并自然学步的幼儿更容易造成平足症。这是因为

4

幼儿若过早学走路,足部韧带的强韧度不足以支撑体重,以至于足部韧带过度拉扯而松弛,造成足部扁平外翻畸形。严重的先天性平足症,距骨极度下垂,纵轴几乎与胫骨纵轴平行,足舟骨位于距骨头上。足前部背伸,跟骰关节外侧皮肤松弛,形成皱褶悬挂足外侧。

4.9.4 临床表现及诊断

平足症早期症状为踝关节前内侧疼痛,长时站立或步行加重,休息减轻,疼痛关节外面肿胀,以足舟骨结节处为甚步履艰难,踝关节扭力由外向内旋转后足跟会呈现外翻的现象。儿童发育时期多半没有症状,容易被家长忽略,而常有内"八"字或外"八"字的步态,走路容易绊倒,足弓扁平,足弓发育不良,随着生长发育及活动量增大,产生慢性足部肌肉拉伤、肌腱炎、足底筋膜炎、跖痛、膝痛、舟骨突出等并发症。站立时容易产生构造性长短脚,因而形成骨盆不正,导致斜肩,进一步恶化成脊椎侧弯,同时膝关节两侧压力不平均,较易形成"X"形腿。白粉染纸及足印检查证明,足印纵弓空缺部分消失,跖中部变宽,有时是跟部亦变宽。X 射线检查,足弓消失,跟骨纵轴与距骨纵轴角大,12 岁以后显示骨桥形成。

4.9.5 治疗

平足症的处理,贵在早期发现及早治疗。3~12 岁是矫正平足症的黄金时期,尤其平足症的儿童实时穿着足弓垫做有效的矫正。即使错过了矫正时机,仍须穿着矫正鞋垫改正其异常的骨结构,减少其对软组织及其他关节的伤害。

(1)手术治疗 主要是针对先天性的重度患者,用以提高生活质量。治疗不再针对某单一的因素,如进行单一肌腱修复、转移手术或单一骨性手术,而转向骨性手术和软组织手术相结合的联合手术,旨在恢复 3 种足弓维持因素的作用。骨性手术提供足弓的静态维持因素,并为软组织发挥正常作用提供力学和解剖学环境。软组织手术则为骨性手术提供动力支持并维持骨性结构的正常对位。因此,它们之间能够相互弥补和支持,临床实践也证明,这种联合手术可取得持久稳定的疗效。

（2）矫形鞋　平足矫形鞋的作用是矫正重力线的位置，是使重力线偏离足弓，减小对足弓的压力。要求是鞋底内厚度侧稍高于外侧，使脚外侧受力多一些，降低内纵弓的压力。近年出现的负跟鞋，鞋底是前高后低的，在此基础上又将重力线后移，使重力线移动到承重能力最强的足跟，可以最大限度地减轻足弓压力。负跟鞋在美国比较普遍。

（3）足弓垫　放在普通的鞋内使用，争议很大。质疑方认为，足弓垫会增加跖腱膜的受力，而跖腱膜是足弓的重要组成部分（相当于弓弦的作用），很多人用了足弓垫感到足底疼痛，就是跖腱膜受到了不合理牵拉，跖腱膜的松弛会使平足加剧。李炳辉认为，足弓垫的使用应考虑足部的整体受力情况，当维持骨性足弓变得更重要时足弓垫是有一定意义的，此时跖腱膜的相应变化可以由康复医学的相关手段处理。

4.9.6　注意事项

平足症患者不宜穿有跟的鞋，包括中跟鞋和坡跟鞋。鞋跟具有力学功能，可以使重力线由脚跟向前移动，增加足弓和前脚的压力，高跟鞋所造成的足病多发就是这个原因，而中跟鞋的作用也是一样的，平足症患者应特别注意。

4.9.7　预防

本病重在预防，而治疗的目的则是针对站立和行走的改善。①有遗传倾向或经常站立工作者，要常用足底外缘着地练习行走，避免足部长期处于一种姿势，防止疲劳。对发育尚未完全的儿童，注意营养，避免长时间站立。②早期采用体疗法也能奏效，用足趾行走，也可做屈趾运动。③可穿用平足鞋垫或平足矫形鞋，将鞋跟内侧垫高，使负重线向外移，以此预防和减轻脚的疲劳。常用的方法是在足跟内侧楔形垫高（0.3～0.5 cm），目的是使后脚内翻。④可以在足纵弓垫以毡、皮革或橡胶等支持垫（0.9 cm）。畸形严重

4

或非手术治疗无效者可采用各种外科手术治疗。⑤理疗、按摩,加强足内、外肌锻炼,穿用平足矫形鞋或平足鞋垫矫正。

(李炳辉　李恭驰　张　弩)

4.10　高弓足症

高弓足(pes cavus)是常见的足部畸形,多继发于神经肌肉性疾病而引起的前足固定性跖屈,从而使足纵弓增高,伴前足或后足异常的复合畸形。有时合并后足内翻畸形。偶见原因不明者,可称为特发性或先天性高弓足。足弓增高通常伴有一系列畸形,包括跖趾关节过伸及趾间关节过屈、前足旋前并内收、中足背侧"骨性"且足底内侧皮肤出现皱褶、足外侧缘延长而内侧缘短缩、跖骨头下胼胝、不同程度的距下关节僵直或强直、固定或柔性足跟内翻和伴或不伴有马蹄足挛缩畸形的跟腱绷紧。

4.10.1　病因

发病原因非常复杂,其中约80%为神经肌肉性疾病,通过详细的体检,并依靠肌电图和神经病学研究、磁共振成像、脊髓造影术、动脉造影术甚至基因学研究,80%患者的病因可以确定。足部骨骼发育成熟的高弓足患者,常见的神经肌肉疾病有进行性神经性腓骨肌萎缩症(Charcot-Marie-Tooth disease)和脊髓灰质炎。脊柱闭合不全、脑瘫、原发性小脑疾病、关节弯曲或严重畸形足(clubfeet,马蹄足)的患者也可能发展为高弓足畸形。

(1)神经肌肉性疾病　约80%病例是神经肌肉性疾病,致使足弓降低的动力性因素如胫前肌和(或)小腿三头肌肌力减弱,以及足跖侧内在肌挛缩,从而造成足纵弓增高。这些神经肌肉性疾病可发生在大脑锥体系、脊髓皮质束、脊髓前角细胞、周围神经和肌肉等不同水平。常见的疾病包括脊髓灰质炎、大脑性瘫痪、脑脊髓脊膜膨出、神经管闭合不全。少见疾病如脊髓纵裂、脊髓拴系综合征、

Charcot-Marie-Tooth 症等。

（2）遗传因素　常有家族史。

（3）特发性　某些病例有明确的家庭史,又无神经肌肉病变的证据,可能是先天性病变,或称为特发性高弓足,系出生不久即发现,无明显创伤史,经检查无明确的神经肌肉或其他疾病。

4.10.2　病理

高弓足常见的类型有高弓仰趾足、高弓爪状足、高弓内翻足、高翻足和高弓跟行足 5 类。主要是由于腓肠肌和比目鱼肌瘫痪,而足的部分背伸肌有力,同时跖腱膜挛缩二者常合并存在;高弓爪状足乃足内在肌或足外在肌一组或几组肌力不平衡所致,兼跖腱膜挛缩;若足的内外肌力不平衡,也常伴有足内、外翻畸形。主要病理变化是足纵弓升高,足长度变短,某些肌肉发生挛缩纤维化(图4.22)。

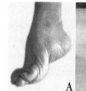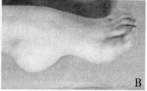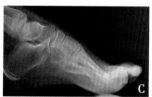

图 4.22　高弓足

A、B. 足纵弓升高,足长度变短　C. X 射线片表现

4.10.3　临床表现

根据足弓增高的程度、是否伴发足的其他畸形,通常将高弓足分成 4 个类型。

（1）单纯性高弓足　主要是前足有固定性跖屈畸形,第 1 和第 5 跖骨均匀负重。足内外侧纵弓呈一致性增高,足跟仍保持中立位,或者有轻度的外翻。

（2）内翻型高弓足　此型只有前足内侧列即第 1、2 跖骨的跖屈畸形,使足内纵弓增高,而外纵弓仍正常。在不负重时第 5 跖骨很容易被抬高至中立位,而第 1 跖骨因固定性跖屈,则不能被动背伸至中立位,并有 20°~30°的内旋畸形。初期后足多正常。站立和行走时,第 1 跖骨头所承受的压力明显增加。为减轻第 1 跖骨头的压力,患者往往采取足内翻姿势负重,晚期出现后足固定性内翻畸形。患者多有爪状趾,第 1 跖骨头向足底突出,足底负重区软组织增厚,胼胝体形成和疼痛。

（3）跟行型高弓足　常见于脊髓灰质炎、脊膜脊髓膨出患者。主要是小腿三头肌麻痹所致,其特点是跟骨处于背伸状态,前足固定在跖屈位。

（4）跖屈型高弓足　多继发于先天性马蹄内翻足手术治疗之后。此型除前足呈固定性跖屈畸形外,其后足、踝关节也有明显的跖屈畸形。各型高弓足的临床表现不尽一致,但前足均有固定性跖屈畸形。足趾早期多正常,随着病程的发展,则逐渐出现足趾向后退缩,趾间关节跖屈,跖趾关节过度背伸,呈爪状趾畸形,严重者足趾不能触及地面。由于跖趾关节背伸畸形引起跖趾关节半脱位,使近节趾骨基底压在跖骨头的背侧,将加重跖骨的跖屈畸形,导致负重处皮肤增厚,胼胝体形成,甚则形成溃疡。

4.10.4　实验室及其他检查

（1）足顶角测定　把第 1 跖骨头、内踝、跟骨结节三点连成 1 个三角形,顶角 95°为正常。高弓足顶角达 60°左右,扁平足顶角为 105°~120°。靠跟骨侧的底角正常为 60°,扁平足在 50°~55°,高弓足在 65°~70°。

（2）Hibbs 角测量　测量跟骨中轴线与第 1 跖骨中轴线所形成的夹角,正常值为 150°~175°。而高弓足畸形此角度减小。此外,正位片测量跟距角,若<20°表明有后足内翻畸形。

（3）X 射线检查　应摄负重条件下的足正侧位 X 射线片,了解踝关节位置,跟骨角情况和中、前足位置,尤其是第 1 跖骨的跖屈程度,这对术前计划有重要意义。前足马蹄畸形可能只需松解跖腱膜和足内在肌,行或不行第 1 跖骨截骨术,或者在跗跖关节或跗骨间关节行多个闭合楔形截骨术。站立位侧位 X 射线片还可以评价后足(距、跟骨)、中足(舟状骨和骰楔关节)和前足(lisfranc)在高弓足畸形形成过程中的作用。负重时可以依据跖趾关节的过伸情况来确定畸形是否固定及其严重程度。正常足第 1 楔骨远、近端关节面相互平行,而高弓足者因前足有跖屈畸形,多发生在第 1 楔跖关节,使远近端关节面的平等线在跖侧会聚。M′eary 测量距骨中轴线与第 1 跖骨中轴线的夹角,足弓正常时 2 条线相连续。若可测量出角度,表明足弓增高。

足内肌在高弓足尤其是创伤性高弓足畸形形成过程中的确切作用尚不清楚。如果触摸和针刺一个或多个趾端时其感觉缺失,或者在屈肌支持带下方胫神经通路和支配第 2、3 趾蹼的趾间神经通路上有压痛时,行肌电图或神经传导速度测定有助于诊断足内肌神经性异常。

4.10.5 诊断与鉴别诊断

根据步态异常、足纵弓增高伴爪状趾畸形,以及足顶角减小、Hibbs 角减小、X 射线检查 M′eary 角增大,可做出高弓足的诊断。但是,高弓足多系神经肌肉性疾病所引起的畸形,应该进一步检查,寻找原发性疾病或潜在的发病因素,如做肌电图、头颅或脊髓 CT 或 MRI 检查。明确病因对判断预后有着重要意义。

4.10.6 治疗

高弓足的治疗有保守治疗和手术治疗两种。

(1)保守治疗 早期轻型高弓足可被动牵拉足底挛缩的跖筋膜、短缩的足底内在肌。为缓解跖骨头受压,使体重呈均匀性分布,在鞋内相当跖骨头处加一厚 1 cm 毡垫,并在鞋底后外侧加厚 0.3～0.5 cm,以减轻走路时后足出现的内翻倾向。但是,这些措施只能减轻症状,既不能矫正高弓足畸形,也不能防止畸形加重。

(2)手术治疗 当高弓足已妨碍负重行走、穿鞋,或进行性加重时,则应手术治疗。关于高弓足的手术治疗,文献介绍了很多手

4

术方法,一般根据患者年龄、畸形类型及严重程度、原发性疾病所处的状态等因素,选择手术方法。原则上先做软组织手术,如足跖侧软组织松解、胫前胫后肌腱移位及趾长伸肌后移等。若软组织手术仍未能矫正畸形,抑或年长儿童有固定性高弓足畸形,可选择骨性矫形手术。一般可概括为单纯性软组织松解和截骨矫形两类,前者主要包括以跖筋膜切断为主的跖侧软组织松解,而后者则有中跗骨截骨、跟骨截骨或跖骨基底楔形截骨,有时还需要采用 Jones 足踇长伸肌腱后移和趾间关节融合治疗爪状趾。单纯软组织松解往往不能彻底矫正高弓,且术后复发率高。Sher-man 等采取足跖侧软组织松解和肌腱移位治疗 237 只高弓足,发现年龄大于 6 岁者矫形效果均不好,并在 2 年内复发。因此,多数学者主张采取软组织松解和截骨矫形联合手术治疗儿童复杂性高弓足。Gould 在进行性神经性腓骨肌萎缩症患者的高弓足畸形中描述了跖骨近侧截骨和跖腱膜切断术,它适用于足部骨骼发育成熟的特发性、创伤后或者神经性高弓足畸形患者(如 Fried reich 共济失调、Rousse-Levy 综合征或脑瘫)。另外,尚需根据情况行肌腱切断或肌腱转位术。跗骨前侧楔形截骨和跖筋膜松解、Japas 跗骨"V"字形截骨和跖筋膜松解及跟骨新月形截骨术,都是治疗儿童高弓足的常用方法。桂鉴超等应用等离子刀内镜下跖筋膜松解术治疗先天性高弓足仰趾畸形也取得了较好的效果。Tullis 等采取 Cole 跗骨前楔形截骨治疗 8 例 11个中足高弓足,截骨愈合平均时间为 2.3 个月,平均随访 23 个月。术前距骨–第 1 跖骨角为 8.6°,术后降低至 3.3°($P = 0.03$)。因为要去除楔形骨块,术后足的形态变短、变宽而不美观。Sammarco 等应用跟骨和第 1 跖骨或多个跖骨截骨,治疗 17 例 21 个后足高弓内翻足,平均随访时间为 20.8 个月。其中 17 足有负重位的 X 射线测量资料,显示前足内收平均减少 9.6°,平均减少足纵弓高度的13%,包括前足 9.1°和后足 10.6°。对 6 岁左右的非进展型高弓足,伍江雁等认为,采取 Japas 手术治疗即跟骨侧方升高滑移截骨和第1 跖骨或多个跖骨基底闭合楔形截骨治疗有症状的后足高弓内翻足,不仅能够有效地减少足纵弓,改善踝关节稳定而不牺牲其功能活动,还能解除患足疼痛和跖侧完全负重。对于合并跟骨内翻者,应同时进行 Dwyer 外侧闭合性跟骨截骨术或跟骨外移截骨,能获得更为满意的治疗结果。

4.10.7 预后

一般高弓足,整体足部结构失去应有的弹性,不能适当地吸震,站立或步行时可能感到足部疲倦不适。另外,高弓足患者只有前足和后足接触地面,令足底平均承受的压力较正常人为大,所以容易疲劳或痛楚,有部分人更容易发生溃疡。经适当治疗可以减轻症状、矫正畸形及防止复发。

4.10.8 预防

预防的方法是做伸展大腿前肌运动,舒缓因高弓足引起的大腿前肌之过分紧张。其方法是:右手扶墙,左手把右脚拉向后,直至感到大腿前肌拉紧,维持 10 s,重复 10 次。

(李炳辉 邹利军)

4.11 趾甲沟炎与嵌甲

嵌甲、甲沟炎是足部常见病和多发病。嵌甲是趾甲(指甲)刺入组织中,反复挤压而形成的足趾(手指)疼痛、肿胀、化脓等症状的一种疾病;甲沟炎是趾甲(指甲)两旁因细菌感染而引起的炎症,也有疼痛、肿胀、化脓等症状。患有嵌甲,往往易引起甲沟炎。反复出现甲沟炎,会引起甲变形,形成嵌甲,两种病是相辅相成,可互相转变。两种疾病都是临床上的常见病和多发病,长期不愈的慢性甲沟炎多见于第 1 趾的内外侧。临床上趾甲沟炎较指甲沟炎多见,本节以前者为主。

4

4.11.1 趾(指)甲的解剖

趾(指)甲为皮肤的附属器官,由甲板、甲床和甲皱襞 3 个部分组成。

(1)甲板　甲板是甲基质、近端甲皱襞和甲床上皮细胞角化代谢的产物,形成致密坚硬的角质蛋白板块。前面暴露部分称为甲体,甲体的远端称为游离缘,甲体近端被皮肤覆盖的部分为甲根,靠近甲根处有一个白色的月牙状弧影,称为半月状弧影或甲半月。弧影后方的角质皮称为甲小皮。甲板生长无休止期,与甲床无附着运动延伸,一直不断地向趾甲远端生长。平均生长速度每日为 0.1 ~ 0.12 mm。新甲从甲根部生长到完全正常形成约需 100 d,拇指(踇趾)甲则需 180 d。然而不同病因引起的甲病,往往使趾甲变混浊、增厚或菲薄、蛀空等,均能影响甲板正常生长。

(2)甲床　一般看不到,位于甲板下面;甲板上聚集着丰富的毛细血管,与趾骨间没有皮下组织,但神经末梢非常丰富,过度修剪趾(指)甲会感到疼痛。

(3)甲皱襞　甲板两侧的皮肤隆起处为甲皱襞,甲皱襞与甲床之间为甲沟;甲周的表皮有其自身特征,从远端趾节到甲板远端皮肤缺乏毛囊,偶尔可见汗腺,皮肤较薄,是炎症、变态反应刺激的入口。

4.11.2 病因

甲沟炎是因葡萄球菌、链球菌感染所致,亦有白念珠菌、铜绿假单胞菌、普通变形杆菌等引起的急性感染,也可呈慢性感染;嵌甲是因局部感染,甲外伤,或引起甲板变化的甲病,如甲癣、甲营养不良、厚甲症等因素均可造成甲床与甲沟的正常连续性破坏,使趾甲的生长发生力学改变导致的。

4.11.3 分类及临床表现

国内外对两种疾病分类较多,较复杂,没有统一标准,目前大多数学者按病程分为以下几类。

（1）单纯甲沟炎　又分为急性和慢性甲沟炎。急性甲沟炎主要以红、肿、热、痛急性发作，其近端和侧端甲皱襞疼痛、鲜红、肿胀及出现化脓表现；当感染扩散至对侧甲皱襞和趾腹时，会造成广泛的肿胀、疼痛明显，影响休息。慢性甲沟炎并非细菌、真菌或其他病原体感染，而是近端甲皱襞的慢性炎症；最初在近端及侧端甲皱襞有压痛及稍微肿胀，肿胀逐渐加重，最后甲床受损伤易发展成嵌甲或灰指（趾）甲。

（2）单纯性嵌甲　易被忽视，大多数位于足部第1趾，趾甲前端的一角或两角刺入甲沟深上处，长不出来，反复发作，足趾有胀痛感，不小心碰到疼痛剧烈。临床上分为轻、中、重度3种类型。轻度为炎症期，趾甲嵌入甲沟软组织，导致局部软组织轻度水肿，甲缘轻度红肿，伴轻度压痛；中度为脓肿期，甲沟呈炎症反应，红肿明显，甲缘组织胀痛加剧，有渗出尚无化脓及肉芽，局部触痛明显；重度肉芽期，出现化脓伴或不伴肉芽增生，甲缘组织肿痛。

（3）嵌甲性甲沟炎　临床上很难区分，病史较长，有多次拔甲史，一般有趾甲变形或甲床损伤，甲沟周边有炎性增生肉芽组织，足趾胀痛不适。反复治疗效果差。

4.11.4　实验室检查

（1）血液常规检查　可以出现白细胞增加或正常，中性粒细胞比例增加或正常。

（2）细菌培养及药敏　取分泌物细菌培养及药敏试验，针对性用药；或直接涂片检查找真菌。

4.11.5　诊断与鉴别诊断

临床上较易区分，两种疾病都可由细菌或真菌等引起，甲沟炎主要是表现在甲沟及皱襞处，甲床损伤较少；而嵌甲主要表现在甲床损伤，影响趾甲的生长，反复发作；两种疾病互为因果，相互转变。

4

4.11.6　治疗

国内外学者及专家对该种疾病治疗方法有很多,但总体分为保守治疗及手术治疗两种方法,各有优缺点。后者可由于医源引起较多,治疗甲沟炎时对甲床保护不够形成。

(1)一般治疗　急性炎症时,可以用外敷 10% 鱼石脂软膏或 25% ~50% 硫酸镁溶液局部湿敷;如单侧积脓或局部脓肿,可在局麻下切开引流,必要时可使用抗生素;手术时要避免损伤甲床。

(2)拔甲术　合并甲下脓肿时,应行拔甲术,以保持引流通畅。常规消毒,用 0.1% ~0.2% 利多卡因注射液做趾神经阻滞麻醉,用细橡皮管扎紧患趾根部止血。用刀分离甲根部和两侧甲缘皮肤,将刀插入甲板与甲床间(紧贴甲下,以免损伤甲床),向两侧切割,直至甲板完全分离。用血管钳夹紧甲板,稍加摇动后用力拔除。

(3)嵌甲切除术　适用于嵌甲伴有肉芽组织增生或甲沟化脓时。常规消毒、局麻后,用刀分离增生的肉芽组织并紧贴甲下插入,使与甲床分离,同时把患侧 1/3 趾甲劈开,直至甲根部切离,并楔状切除甲旁肉芽组织,用凡士林纱布覆盖甲床、包扎。术后 3 d 更换敷料,检查创面。

(4)中医中药治疗　局部外用化毒散软膏,内服清热解毒汤。取黄连、乳香、没药、贝母各 60 g,大黄、赤芍各 120 g,雄黄 50 g,甘草 45 g,牛黄 12 g,冰片 15 g,共研成末,过筛后取 20 g,加凡士林 80 g,调成 20% 软膏,直接外用或外敷。

(5)传统修治　在一般修脚的地方常见,由于医疗知识缺乏,治疗水平不等,对甲床保护不够,往往形成一些较难治疾病。

目前不少学者认为,手术治疗时易复发,病根不在趾甲,趾甲能再生长,只是长歪,尤其要保护甲床,演变很多微创方法。

4.11.7　预防

平时选择相对宽松的鞋,使足趾不受其他压力。保护趾甲周围的皮肤,不使其受到任何损伤。趾甲不宜剪得过短,更不能手拔"倒刺"。即使受伤要及时处理,必要时找足踝科医生处理。糖尿病患者要注意足部养护,洗脚后、睡觉前擦点凡士林或护肤膏,可增强甲沟周围皮肤的抗病能力。

（李炳辉　杨　鸿）

5 糖尿病夏科足的管理

5.1 概述

5.1.1 夏科神经性关节病的病因

　　夏科神经性关节病简称夏科关节病,是一类在中枢或外周神经病变基础上发生的侵及患者肢端骨关节的进行性毁损性的病变。1868年由神经病学家让·马丁·夏科(Jean-Martin Charcot)首先描述。此类疾病为无痛发生,又有无痛性关节病之称,是一种较为罕见的神经营养性骨关节病。由于缺少特征性病理改变,易被误诊为其他疾病。由于各种原因引起的中枢或外周神经损害,造成正常保护性反射消失,导致关节骨质崩解、碎裂、吸收,进而关节结构及功能紊乱。主要的病因包括脊髓痨、脊髓空洞、脊膜膨出、糖尿病、创伤、麻风病。在此类疾病刚被发现的年代,夏科关节病定位于罕见病的位置。1936年之后,研究的学者发现夏科关节病与糖尿病有相关性,随着糖尿病发病率的增加,越来越多的夏科关节病病例继而出现。在糖尿病神经病变基础上发生的夏科关节病引起足、踝的关节毁损,也称之为糖尿病夏科足。

5.1.2 夏科神经性关节病发病机制

　　(1)神经创伤学说　糖尿病患者合并严重周围神经病变,保护性感觉缺失使足部出现难以觉察的骨应力性损伤;运动神经病变引起足部肌肉的萎缩和功能失衡导致足畸形,使足底压力分布发生改变,进而造成骨、关节破坏及溃疡形成。

　　(2)神经血管学说　自主神经病变,主要是交感神经去神经化,引起动静脉短路,使进入下肢骨的血流增加30%~60%,从而导致骨矿质流失并刺激骨吸收,增加骨破坏及骨质减少,最终导致骨折和畸形。

(3)联合学说 自主神经损伤使得骨形成障碍,感觉神经损伤使得关节感觉减退而易发生外伤。异常骨伴随关节功能异常,导致骨折发生及关节半脱位。

(4)炎症因子学说 炎症因子导致破骨和成骨失衡。糖尿病周围神经病变(DPN)可导致降钙素基因相关肽(calcitonin-gene-related peptide,CGRP)及内皮型一氧化氮合酶(endothelial nitric oxide synthase,eNOS)表达下降,前者可以使核因子 κB 受体活化剂配体(receptor activator of nuclear factor kappa B ligand,RANKL)水平增加,而后者则可导致破骨细胞活力增加。白细胞介素-6(interleukin-6,IL-6)、肿瘤坏死因子-α(tumor necrosis factor-α,TNF-α)等炎症因子可通过促进 RANKL 表达来增加骨吸收,亦可直接诱导破骨细胞形成。

虽然有上述4种公认的学说,但临床上某些病例却是用单一学说无法解释的,比如图5.1~图5.3,该患者左足第2跖趾关节及中足 Lisfranc 关节(跗跖关节)复合体均可见骨关节病变,但其计算机断层扫描血管造影(CTA)检查却表明患者明确合并了外周血管病变,足部血供是不足的,表明血供不足的患者亦有可能发生夏科足的病变。故而夏科足的发病机制仍然是需要深入研究的。

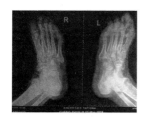 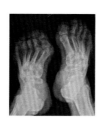 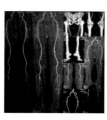

图5.1 足斜位片　　图5.2 足正位片　　图5.3 CTA片

5.2 糖尿病夏科足的诊断及分期与分型

掌握了疾病的分型,就等于掌握了其诊断的要点。糖尿病夏科足的分期与分型方法有两大类,一类是按病变的发展阶段进行分期,另一类是按病变侵及的解剖结构进行分型。

5.2.1 病变阶段分期

1966 年,由 Eichenholtz 提出的按病变发展阶段分期方法,是目前临床最广为引用的分型方法。

0 期:高危足

临床表现:有红斑、肿胀、皮温升高等炎症表现,常伴有足踝部的不稳定。

放射学检查所见:未见骨骼病变,但可观察到软组织的肿胀。

核素骨扫描:受累及的骨关节可见核素浓聚。

MRI 所见:骨骼与软组织水肿,关节积液,骨皮质下应力性骨折(骨小梁断裂)。

Ⅰ期:进展期

临床表现:有红斑、肿胀、皮温升高等炎症表现,常伴有足踝部的不稳定。

病理:受累及的骨与软骨碎裂。出现滑膜侵入碎骨间隙的夏科关节病特征性病理表现。

放射学检查所见:骨质减少,骨折,关节半脱位或脱位,关节周围的骨碎片或游离体。

Ⅱ期:骨融合期

临床表现:水肿、红斑减少,皮温降低。

放射学检查所见:骨膜反应形成新骨,骨折愈合,中度关节破坏,骨质减少,皮质硬化。

Ⅲ期:重建与重构期

临床表现:炎症反应消失,出现稳定的畸形足。

放射学检查所见:关节病变,骨赘形成,软骨下骨硬化,骨折愈合,进一步发展的畸形,甚至出现"摇椅足"。

Eichenholtz 认为,Ⅱ期后的夏科关节病变进展会变得缓慢,Ⅲ期夏科关节病是稳定性改变。但是 Hasting 经观察研究证实了经保守治疗 2 年后,夏科足患者一般都会出现外侧足弓的塌陷,Ⅱ期夏科关节病远远不是稳定期,甚至Ⅲ期夏科关节病也非如以前所述那样静止不变。

5.2.2 解剖学分型

较常用的解剖学分型由 Brodsky 提出,共分 5 型。

1 型:累及跖跗关节,是最常见的类型,常导致足底"摇椅样"畸形,足底的溃疡继发于该部位的骨突形成。

2 型:累及 Chopart 关节(跗横关节)及距下关节。后者更常见,类型 2 也可因距骨头跖屈,出现足底"摇椅样"畸形,跟骨可出现明显的内翻或外翻。

3A 型:累及踝关节,距骨出现明显的内翻或外翻,在踝突处形成溃疡。须进行外科手术才能控制病情的进展(图 5.4~图 5.6)。

3B 型:累及跟骨。可出现跟骨后粗隆撕脱性骨折,并导致覆盖区皮肤溃疡(图 5.7~图 5.9)。

4 型:同时涉及多个部位。

5 型:涉及前足。这种类型少见,跖趾关节脱位可导致跖骨头处发生溃疡。

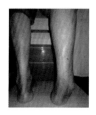

图 5.4 大体观 3A 型

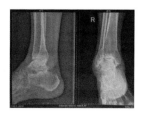

图 5.5 X 射线平片 3A 型

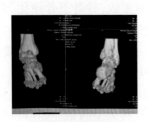

图 5.6　CT 重建 3A 型

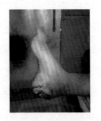

图 5.7　大体观 3B 型

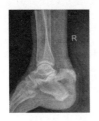

图 5.8　X 射线平片 3B 型

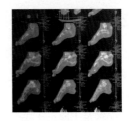

图 5.9　CT 平扫 3B 型

5.3　治疗

　　在 0 ~ Ⅰ 期应采取非手术治疗方法,尽可能避免病变继续恶化,避免出现骨关节的不稳定、严重的畸形,以避免由此而导致的溃疡、感染等一系列截肢的因素。Ⅱ ~ Ⅲ 期病例若有溃疡风险,需手术治疗,对于急性不稳定性骨折需按骨折治疗原则进行切开复位内固定,常用锁定钢板、克氏针坚强固定;但对于过于复杂的骨折应采取非负重及石膏固定治疗,待骨折畸形愈合后再行切开矫形及融合手术。

5.3.1　非手术治疗

　　全接触石膏固定,禁止负重。初期每周更换全接触石膏,以适应肢体肿胀情况,防止因石膏松动而导致的皮肤溃疡。石膏固定维持数月,如果患者能坚持无负重则可缩短固定时间。当 X 射线片、CT 等证实骨关节稳定性增强,固定牢固时,逐渐开始负重(佩戴全接触石膏）。拆除石膏后,应采用定制的矫形器或安装矫形支架进行保护。

当然,基础的血糖控制是必需的,尽可能使糖化血红蛋白控制在 7.0% 以下,一旦需手术治疗,患者必然会因血糖控制良好而获益。

5.3.2　手术治疗

大约25%的糖尿病夏科足患者需手术治疗,手术的目标包括矫正畸形、增强稳定性以创造或维持一个有效支撑,降低溃疡发生的风险或消除足踝部感染促进溃疡愈合。这有助于避免截肢,视为保肢手术。

全接触石膏固定虽然不引起溃疡,但对于严重的不稳定是无法有效控制的,此时便需手术治疗。即使严重的畸形导致了复发性溃疡,手术治疗仍然是有必要的。Ⅱ期或Ⅲ期内是手术治疗的时机。严重的不稳定、感染、畸形关节脱位时,也需要实施手术治疗(图5.10 ~ 图5.12)。

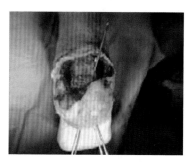

图5.10　后足手术中

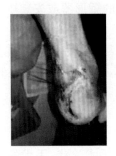

图 5.11　术后 1 个月

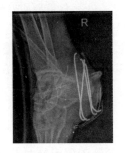

图 5.12　X 射线片

（1）骨赘切除术　去除引起溃疡的骨突，但术前需认真评估，以确保骨赘切除术不会引起进一步的不稳定。手术切口应远离溃疡，全层切开至骨，避免破坏浅表软组织。只要不影响稳定性，可以截去适当的骨质，缝合重要的肌腱，必要时可行跟腱延长术。

（2）关节融合术　关节融合术适用于畸形矫正和骨关节不稳定，对于糖尿病夏科足的关节融合需要更坚强的固定，因为患者常常合并有骨质疏松、非负重依从性差、愈合能力差等问题。固定时间应更长，并根据需要安装外支具。

对于踝部夏科关节病，可采用髓内钉或全螺纹加压空心螺钉进行胫距跟关节术融合术（图 5.13 ~ 图 5.15）。

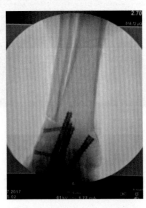

图 5.13　胫距跟关节融合术

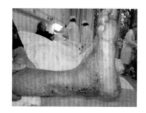
图 5.14　术后外观

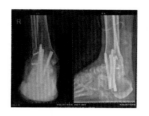
图 5.15　术后 X 射线片

中足夏科关节病患者,即便有足弓塌陷,但若仍然能跖行,则建议使用负重的全接触石膏8～16周,随后使用加深的鞋子或定制的矫形器。如果患肢已不能跖行,形成诸如"摇椅足"等畸形,则建议手术治疗。手术风险低者,可行跟腱延长、清除感染及坏死组织、矫正畸形及内固定;若手术风险高,使用外固定支架以代替内固定。

对于前足夏科关节病,全接触石膏效果往往不好,需采用关节成形术、关节切除术、关节融合术等手术治疗。

然而,夏科关节病患者骨不连发生概率高,但因为神经病变,骨不连可无症状。如果能维持稳定性,骨不连不需要再次手术翻修。佩戴特定支具即可。

(3)截肢手术　对于严重的感染、严重的不稳定而且因骨质疏松严重而无法固定的患者,截肢可作为最后的手段。实施截肢手术前,需进行下肢动脉多普勒检查,在良好血供的平面进行截肢方能获得最大的愈合可能。

常用的截肢术式有保留足跟的踝下截肢术、赛姆(Syme)截肢术、小腿截肢术、大腿截肢术。

临床上,由于对糖尿病夏科足缺乏认识,而使治疗延误或草率地选择截肢手术。夏科足畸形是可以进行矫正的,毕竟,一个跖行足与截肢相比,保留了更高的功能水平。

(李炳辉　罗颖琪　邹利军　李恭驰)

6 糖尿病足创面的外科关闭

6.1 概述

糖尿病足创面是难愈性创面中最困难的部分。因涉及患者的全身状况、局部血液循环条件、周围神经病变及畸形等,使得相关的医护人员把工作重心几乎全部放在治疗创面感染、改善全身情况的紧迫治疗中,因此对创面关闭关注不够。长期以来,糖尿病足患者度过了感染期,创面进入较平稳状态之后便进入漫长的修复期。这一时期患者在各种创面治疗机构或社区进行换药处理,愈合时间甚至可超过1年。在漫长的愈合过程中,有一部分患者要经历感染的复发、骨髓炎等并发症,将要经历新的大范围的清创和处理。

随着创面处理新技术的不断开展和应用,糖尿病足创面外科关闭技术也随着部分整形外科医生和显微外科医生的加入而不断普及,肿瘤整形外科、矫形骨科甚至美容外科的各种新技术疗法也逐渐被"嫁接"到了这一领域。本章将就各种新的关闭技术加以陈述。需要说明的是本章并不涉及负压创面治疗技术、组织工程技术和各种功能性敷料及细胞治疗(如生长因子),这部分内容由本系列丛书的其他分册专门介绍。

我国的创面治疗事业虽起步较晚但发展迅速,目前在册的创面治疗中心已逾200家,但这些创面中心当中全面掌握外科封闭技术的中心并不多,故本章对于一些较基本的外科技术(如游离植皮等)也做简要的介绍,希望对基层医生和广大的创面治疗师有所帮助。

外科关闭技术应用的结果是大大缩短了创面愈合时间,缩短了疗程,改善了患者的生存质量,甚至提高了患者的生存率。在卫生经济学方面,由于新型技术的应用而导致的愈合时间缩短在欧美等发达国家已经取得了正向的结果,在我国还有待大规模的研究和调查。

6.2　游离植皮术

游离植皮是烧伤科和整形外科的基本技术手段,在技术上已经没有难点。游离植皮技术用于糖尿病足创面关闭,需要注意的问题有以下几个方面。

(1)适应证　游离植皮只适用于肉芽组织生长良好、没有骨质和肌腱外露的创面。植皮后的部位其耐磨和抗压性都很有限,需要一定的保护减压措施。在条件允许的情况下,足的承重部位和摩擦部位应该由皮瓣或肌皮瓣覆盖。

(2)表皮切取系统　表皮切取系统(epidermal harvesting system)是近年新出现的一种简单明确的取皮方法(图6.1)。是以特制的筛形钢板压迫皮肤,结合热空气使皮肤形成点状水疱,再以特制的切取刀切取水疱尖端。将切取的水疱尖端铺展于油纱上,完成植皮。表皮切取系统切取的皮肤均匀、易于成活,取皮区可于1周内愈合。整个切取过程可以不用麻醉,患者易于接受。因其操作简单,可于病房由创面治疗师独立实施。在国外各种照护系统中得以广泛应用。

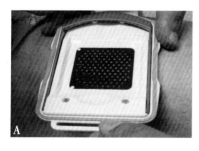
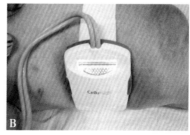

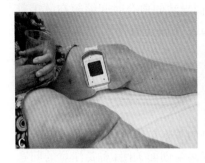
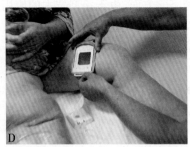
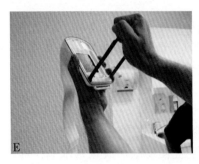
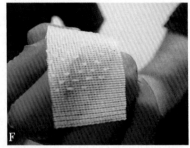

图 6.1　表皮切取系统

A.设施捆绑,小孔内皮肤疝出　B.加热系统通过管道形成局部烧伤　C.移除加热系统　D.施放刀具　E.此图演示切除开关　F.水疱顶端切除完毕

Cellutome™表皮切取系统步骤指南

（3）Meek 系统　Meek 系统（Meek system）是一种片状取皮方法。其优点是将一块方形皮肤由特制刀具切成小片状,借助于特制延展纱布,将小皮片延展至均匀间隙用于植皮。此方法类似于我国

传统的"邮票植皮"和"微粒植皮",由德国公司研发。目前只在少数烧伤中心得以应用。

6.3 辅助关闭系统

其原理为在物理张力下,皮肤胶原纤维重新排列变直且数量增加。临床上派生出许多物理辅助关闭方法。

(1)Derma Close 先以金属钩刺入皮肤,再用弹力缝线将其连接。连接方法类似于系鞋带。弹力线以特制收紧装置,于术中收紧。通常为收紧 3 min,放松 2 min。小的缺损可于术中经过 1 h 左右予以直接闭合(图6.2)。

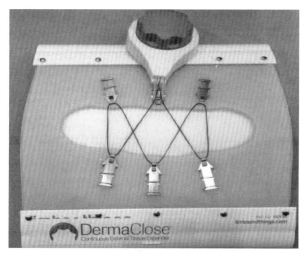

图 6.2 Derma Close 皮肤闭合模型

(2)拉杆式皮肤伤口扩展器 拉杆式皮肤伤口扩展器(skin stretching device,SSD)也是以金属钩刺入真皮层,以特殊拉杆串联伤口两侧金属钩,再以横向拉杆及收紧装置予以收紧。术中训练方法同上。此方法优点是在牵张过程中装置可显示伤口张力。装置

6

可限制最大张力于 3 kg,故安全性得以提高(图6.3)。

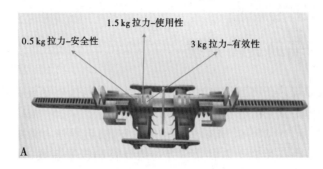

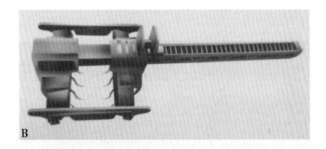

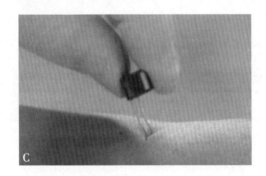

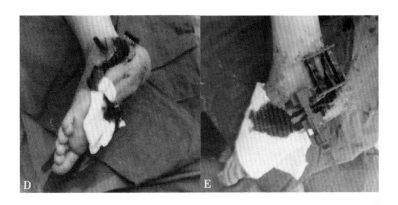

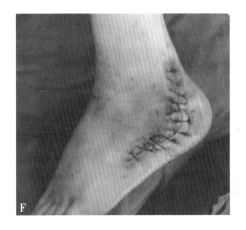

图6.3　拉杆式皮肤伤口扩展器

A.拉杆式皮肤牵张系统(双臂)　B.拉杆式皮肤牵张系统(单臂)　C.金属针刺入皮肤　D.连接双侧金属针至拉杆　E.挤压双侧拉杆　F.皮肤牵张缝合后

6.4　皮瓣修复

　　糖尿病足创面因涉及局部缺血、神经病变和感染问题,故既往关于皮瓣修复的报道较少。临床上以此方法修复多较谨慎。近年

6

来,随着血管腔内成形技术的成熟和完善及对创面修复质量的持续关注,国际上开始涌现出糖尿病足中心以皮瓣修复糖尿病足创面的报道。

皮瓣适应证:对于 Wagner 2 级以上的创面修复,有骨质外露或肌腱外露时常选用带蒂皮瓣修复,带蒂皮瓣常保留了皮下脂肪,耐磨性及弹性均较好。腓动脉及胫后动脉穿支螺旋桨皮瓣因具备容易切取、成活率高、手术风险较低、无须二次整形等优点,已成为修复足踝部创面的主力皮瓣之一。

(1)局部皮瓣　较常用之为足底皮瓣修复负重区,足侧方皮瓣修复足底(图6.4)。此种皮瓣技术成熟,操作简单,但临床上成功率并不像其他患者群体那样高。同时,增加的供瓣区游离植皮和新的取皮区也给患者带来了额外的创面,从而增加了患者的痛苦。

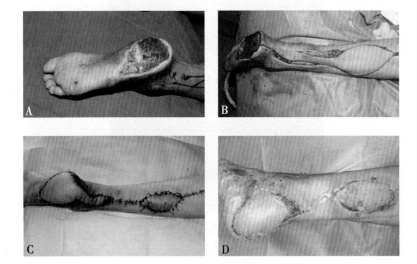

图6.4　腓肠神经筋膜皮瓣修复左足跟创面
A.创面情况　B.术中设计情况　C.修复术后　D.复诊情况

(2)小腿内侧筋膜皮瓣　超声多普勒探测内踝后方胫后动脉标记,并标记出大隐静脉体表投影,在小腿内侧设计皮瓣,皮瓣大于创面外周 1～2 cm,蒂部设计在内踝上,蒂宽不小于 4 cm,切取皮瓣在小腿内侧下 1/3 的中上部,在内踝 4～6 cm 处,可见 1～2 支粗大的皮支,注意保护。术中注意保护皮瓣下部蒂中的皮动脉、大隐静脉、小隐静脉和隐神经,供区皮肤缺损可植皮覆盖。

(3)*游离皮瓣* 随着显微外科技术的不断发展,目前游离皮瓣显微外科移植技术治疗糖尿病足创面也有较好的治疗效果。它可以一次完成远处组织瓣的移植,避免了二次手术断蒂(如交错皮瓣、带蒂皮瓣)的缺点。但在选择游离皮瓣时,前提是受区血管条件好,有可供吻合的动、静脉(图 6.5、图 6.6)。

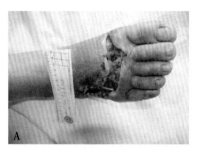
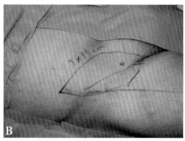
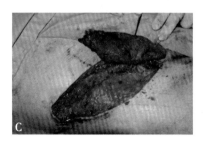
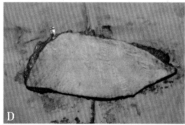

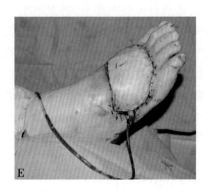

图 6.5　腹股沟游离皮瓣修复糖尿病足创面

A. 右侧糖尿病足感染控制后，肌腱外露　B. 设计旋髂浅动脉穿支皮瓣　C. 显露血管蒂　D. 皮瓣离体后　E. 吻合结束皮瓣成活

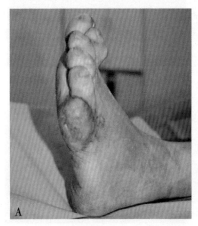

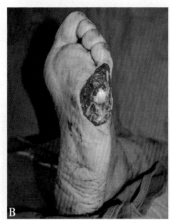

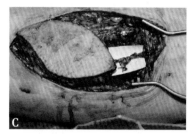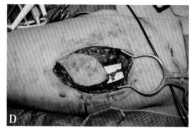

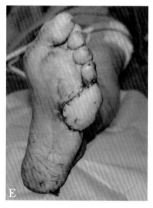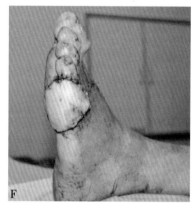

图 6.6　股前外侧皮瓣修复糖尿病足创面

A. 左侧糖尿病足神经病变合并骨髓炎　B. 清创后　C. 股前外侧皮瓣血管蒂　D. 切取完毕　E、F. 血管吻合后

以游离皮瓣修复糖尿病足创面必须面对的几个问题。

1）游离皮瓣的安全性：以下肢缺血为主要表现的糖尿病足创面，是否适合游离皮瓣修复。

2）受区有无用于吻合的微血管。

3）如吻合知名动脉，势必对足部血液循环造成新的损伤。

4）供瓣区的选择。

目前国际上尚缺乏关于适应证选择的推荐和共识。

结合国际最新进展和北京大学第一医院的应用情况，目前可得出的临床结论是：以游离皮瓣修复糖尿病足创面，如严格选择病例，

6

则皮瓣成功率超过 90%。PAD（特别是两支以上病变）、腔内治疗史、免疫抑制剂、截肢手术史、肾功能衰竭为皮瓣失败的高风险因素。

值得注意的是，皮瓣成功组与失败截肢组在 5 年生存率上有显著差异。皮瓣失败组的 5 年生存率为 36% ~41%，而成功组的 5 年生存率均高于 80%。这固然与失败组患者一般状况较差、病情相对较重有关，同时，也间接证明了早期关闭创面、早期重返社会和家庭的重要意义。但目前尚缺乏以多因素分析进一步确定皮瓣成功——5 年生存率提高原因的研究。

可以预见的是，超级显微外科的迅猛发展会使游离皮瓣在糖尿病足创面修复领域得到更广泛的应用。这种应用并不只是显微外科技术的平移，更是糖尿病足领域关注愈合质量、缩短住院时间、使患者尽快回归社会和家庭的重要标志。

6.5　骨水泥

对骨质外露，骨感染较重创面，可给予骨水泥治疗。骨水泥治疗是骨感染保肢的一种方案，也是控制感染的一种方案。首先需手术清除坏死组织，应用高黏度水泥 40 g 混入 6 g 万古霉素，混合后塑形覆盖创面，创面外敷无菌透明贴膜，根据渗出情况定期更换贴膜，1 个月后查看创面情况，根据创面生长情况，可再次应用或植皮或干细胞修复（图 6.7）。

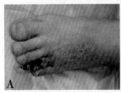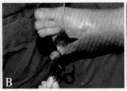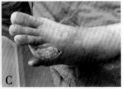

图 6.7　糖尿病足溃疡截趾骨水泥治疗

A. 术前　B. 术中去除坏死足趾　C. 骨水泥放置后

6.6 干细胞修复(自体富血小板血浆)

富血小板血浆(platelet-rich plasma,PRP)是自体全血经过梯度离心分离得到的血小板浓缩物,内含高浓度生长因子。近期研究表明,自体富血小板凝胶(autologous platelet-rich gel,APG)具有止血、抑菌、封闭保护创面、释放多种生长因子,从而促进创面愈合,加快骨及血管再生的作用,有效促进创面的修复,目前已成为糖尿病足的辅助治疗手段之一。根据创面大小抽取不同量的全血,加入抗凝剂,离心机离心,第 1 次去除下层红细胞,保留中层及上层血浆,第 2次离心后去除上层血浆,残余中层即为 PRP,应用 PRP 创面基底需为肉芽增生期,敷于创面后包扎,可应用吸水性敷料包扎,一般在术后 3~5 d 换药 1 次,查看创面愈合情况(图6.8)。

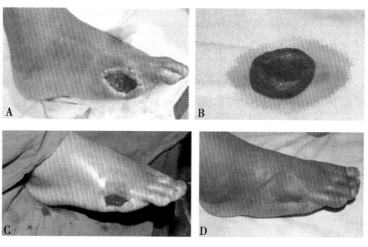

图6.8 糖尿病足溃疡截趾换药后 PRP 治疗

A. PRP 术前 B. 制成的 PRP C. PRP 术中 D. PRP 术后 3 周

(温 冰 王丽英 李永林)

参考文献

［1］吕探云,孙玉梅.健康评估［M］.3 版.北京:人民卫生出版社,2012.

［2］陆再英,钟南山,程桦,等.内科学［M］.7 版.北京:人民卫生出版社,2008.

［3］陈孝平,汪建平.外科学［M］.8 版.北京:人民卫生出版社,2013.

［4］市冈滋,寺师浩人.糖尿病足创伤治疗策略［M］.北京:人民军医出版社,2013.

［5］李炳辉,谷涌泉,王鹏华.糖尿病足及下肢慢性创面修复［M］.北京:人民军医出版社,2011.

［6］于秀辰.糖尿病足［M］.北京:科学技术文献出版社,2011.

［7］达选秀.临床常见细菌感染的实验室诊断与治疗［M］.长春:吉林科学技术出版社,2017.

［8］胥少汀,葛宝丰,徐印坎.实用骨科学［M］.3 版.北京:人民军医出版社,2005.

［9］ODOM R B,JAMES W D,BERGER T G.安德鲁斯临床皮肤病学［M］.9 版.徐世正,译.北京:科学出版社,2004.

［10］埃德蒙斯,福斯特,桑德斯.糖尿病足诊治实践彩色图解［M］.于德民,王鹏华,译.天津:天津科技翻译出版公司,2006.

［11］刘瑾,袁晓勇,袁戈恒,等.糖尿病患者高危足筛查及分级、干预规范流程的构建［J］.中华糖尿病杂志,2017,9(5):281-285.

［12］刘瑾,袁晓勇,袁戈恒,等.糖尿病足病多学科诊疗规范指标及流程的构建［J］.中国糖尿病杂志,2018,26(4):270-279.

［13］彭闵,周秋红,许景灿,等.多学科团队诊疗模式在糖尿病足诊

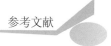

治中应用的进展[J]. 中国普通外科杂志,2017,26(12):1609-1617.

[14]刘波,向英. 多学科协作模式下医护联合管理对糖尿病足溃疡治疗效果研究[J]. 中华内分泌外科杂志,2016,10(6):503-507.

[15]中华医学会糖尿病学分会. 中国2型糖尿病防治指南(2013年版)[J]. 中国糖尿病杂志,2014,22(8):后插2-42.

[16]王跃臣. 微创手术治疗拇外翻23例(42足)[J]. 中国医疗前沿,2010,5(2):44.

[17]樊桂成,荣新洲,王学敏,等. 创面坏死组织分解物对机体炎症因子的影响[J]. 南方医科大学学报,2012,32(7):1052-1055.

[18]周岳平,肖能坎,荣新洲,等. 外源性腐胺对正常大鼠肾功能和细胞凋亡的影响[J]. 南方医科大学学报,2012,32(11):1651-1654.

[19]陈健霞,荣新洲,李松泽. 糖尿病足并湿性坏疽临床治疗警示一例[J]. 中华损伤与修复杂志,2014,9(2):215-217.

[20]刘思容,荣新洲,樊桂成,等. 超声清创对慢性难愈性创面细菌清除及愈合的影响[J]. 广州医药,2014,40(1):5-7.

[21]刘思容,荣新洲,樊桂成,等. 糖尿病足患者坏死组织与血液及尿液中多胺含量测定与相关分析[J]. 中华烧伤杂志,2013,29(6):526-530.

[22]荣新洲. 慢性创面修复中的损伤控制外科[J]. 中华损伤与修复杂志,2013,8(6):5-7.

[23]刘思容,荣新洲,樊桂成,等. 手术清创对湿性坏死性糖尿病足引发进行性低蛋白血症影响[J]. 解放军医药杂志,2013,25(12):24-27.

[24]荣新洲,樊桂成. 充分认识创面对机体的危害性[J]. 中华损伤与修复杂志,2015,10(4):1-3.

[25]陈建霞,荣新洲,樊桂成. 不同浓度腐胺对成纤维细胞增殖、凋亡、迁移的影响[J]. 南方医科大学学报,2015,35(5):758-762.

［26］应令雯,周健. 2017 年 ADA 糖尿病医学诊断标准解读［J］. 中国医学前沿杂志(电子版),2017,V9(1):48-55.

［27］梁国威,何美琳,徐旭,等. 疑似糖尿病患者中 HbA1c 诊断糖尿病应用价值及其切点研究［J］. 医学研究杂志,2012,41(12):341-344.

［28］朱小燕,姚全良,黄淑英. HbA1c 6.5%、FPG 和 2hPG 诊断糖尿病性能比较［J］. 实验与检验医学,2013,31(2):128-130.

［29］徐颖华,冯丽霞,徐颖博,等. 糖化血红蛋白与糖化血清蛋白在妊娠糖尿病诊断中的价值［J］. 中国地方病防治杂志,2014,22(1):118-119.

［30］陈聪. 糖尿病足溃疡创面特点及主要细菌分布检测分析［J］. 深圳中西医结合杂志,2017,27(2):3-5.

［31］邵陆军,翁幸鐾. 糖尿病足感染的细菌谱研究［J］. 中国卫生检验杂志,2014,24(7):1036-1039.

［32］许樟荣. 关于《国际糖尿病足工作组关于糖尿病患者合并周围动脉病变的诊断、预后和处治临床指南》的解读［J］. 糖尿病天地·临床,2015,(9)8:401-403.

［33］吴白石,袁群,童奥,等. 经皮氧分压测定对于评价糖尿病足伤口预后及确定截肢平面的意义［J］. 中国现代临床医学,2008,10(7):20-23.

［34］柴萌,张海涛,黄丛春,等. 无创检查在糖尿病足下肢血管病变中的诊断价值与 DSA 对照研究［J］. 医学影像学杂志,2008,18(3):300-303.

［35］林芳申,红霞,李勇胜. 糖尿病足下肢动脉彩超与造影的对比分析［J］. 实用医学杂志,2011,27(16):3030-3031.

［36］赵红丽,吉米兰木·买买提明,伊万,等. 踝肱指数、彩超、螺旋 CT 血管造影评估糖尿病下肢动脉病变的临床观察［J］. 新疆医学,2010,40(3):1-3.

［37］丁建荣,潘璟琍. 磁共振血管造影结合灌注成像在糖尿病下肢动脉病变中的应用［J］. 实用医学杂志,2009,25(22):3832-

3834.

[38]中华医学会外科分会血管外科学组.下肢动脉硬化闭塞症诊治指南[J].中华医学杂志,2015,95(24):1883-1896.

[39]沈娟,刘芳.糖尿病周围神经病变的筛查与诊断方法[J].国际内分泌代谢杂志,2010,30(2):83-86.

[40]贾伟平,沈琴,包玉倩,等.糖尿病周围神经病变的检测方法及其诊断价值的评估[J].中华医学杂志,2006,86(38):2707-2710.

[41]汤正义.糖尿病周围神经病变客观检查方法的应用和研究进展[J].内科理论与实践,2007,2(3):157-159.

[42]燕晓宇.正常足弓的维持及临床意义[J].中国临床解剖学杂志,2005,23(2):219-221.

[43]崔凯.足拇趾嵌甲症68例治疗体会[J].吉林医学,2009,30(19):2375-2375.

[44]陈兆军,王正义,于益民,等.改良Bartlett手术治疗顽固性足拇趾嵌甲症[J].中华骨科杂志,2005,25(4):248-249.

[45]刘安毅,陈卫红,邱玖玲.微创治疗新兵嵌甲性甲沟炎123例[J].西北国防医学杂志,2006,27(5):384-384.

[46]桂鉴超,王黎明,王旭,等.应用等离子刀生物学特征完成内窥镜下跖筋膜松解术[J].中国组织工程研究与临床康复杂志,2007,11(13):2478-2481.

[47]赫荣国,顾章平,王燕.足跖侧松解和跗骨V形截骨治疗儿童高弓足畸形[J].中华小儿外科杂志,2002,23(6):534-537.

[48]伍江雁,梅海波,刘昆,等.Japas手术治疗儿童特发性高弓足的疗效观察[J].临床小儿外科杂志,2008,7(2):11-14.

[49]赵延勇,周光,王艳梅,等.小切口第一跖骨远端截骨术矫正拇外翻畸形[J].中国美容医学,2008,17(9):1270-1272.

[50]史思峰,董扬.拇外翻主要病理改变及组织修复方法的选择[J].中国组织工程与临床康复杂志,2009,13(50):9958-9961.

[51]盛锟琨.拇外翻的手术治疗[J].中国矫形外科杂志,2009,17(21):1636-1638.

[52]王正义.拇外翻的分型与术式选择[J].美中国际创伤杂志,2009,8(3):1-8.

[53]张晶.糖尿病周围神经病变筛查流程的临床应用研究[D].河南大学,2012.

[54]HIRSCH A T,CRIQUI M H,TREAT-JACOBSON D,et al. Peripheral arterial disease detection,awareness,and treatment in primary care[J]. JAMA,2001,286(11):1317-1320.

[55]SCHAPER NC,VAN NETTEN JJ,APELQVIST J,et al. Prevention and management of foot problems in diabetes:a Summary Guidance for daily practice 2015,based on the IWGDF Guidance documents[J]. Diabetes Research and Clinical Practice,2017(124):84-92.

[56]BAKKER K,APELQVIST J,SCHAPER N C. Practical guidelines on the management and prevention of the diabetic foot 2011[J]. Diabetes Metab Res Rev,2012,28(Suppl 1):225-231.

[57]MELMED S,POLONSKY K S,LARSEN P R,et al. Williams textbook of endocrinology:Expert consult[M]. Saunders:Elsevier Health Sciences,2011.

[58]MOULIK P K,MTONGA R,GILL G V. Amputation and mortality in new-onset diabetic foot ulcers stratified by etiology[J]. Diabetes care,2003,26(2):491-494.

[59]FUJIWARA Y,KISHIDA K,TERAO M,et al. Beneficial effects of foot care nursing for people with diabetes mellitus:an uncontrolled before and after intervention study[J]. J Adv Nurs,2011,67(9):1952-1962.

[60]EDMONDS M E,FOSTER A V M,SANDERS L J. A practical manual of diabetic foot care[M]. 2 ed. USA,UK,Australia:Blackwell Publishing,2008.

[61]SCHAPER N C,ANDROS G,APELQVIST J,et al. Specific guide-lines for the diagnosis and treatment of peripheral arterial disease in a patient with diabetes and ulceration of the foot 2011[J]. Diabetes/metabolism Research and Reviews,2012,28(Suppl 1):236-237.

[62] PAPANAS N, PAPATHEODOROU K, PAPAZOGLOU D, et al. Foot temperature in type 2 diabetic patients with or without peripheral neuropathy[J]. Experimental and clinical endocrinology & diabetes : official journal, German Society of Endocrinology [and] German Diabetes Association,2009,117(1):44-47.

[63]VAN NETTEN J J,PRIJS M,VAN BAAL J G,et al. Diagnostic values for skin temperature assessment to detect diabetes-related foot complications[J]. Diabetes technology & therapeutics,2014, 16 (11):714-721.

[64] PETERS E J, LAVERY L A. Effectiveness of the diabetic foot risk classification system of the international working group on the diabetic foot[J]. Diabetes care,2001,24(8):1442-1427.

[65]LAVERY L A,ARMSTRONG D G,VELA S A,et al. Practical criteria for screening patients at high risk for diabetic foot ulceratio[J]. Arch Intern Med,1998,158(2):157-162.

[66]ZIMNY S,SCHATZ H,PFOHL M. The role of limited joint mobility in diabetic patients with an at-risk foot [J]. Diabetes Care, 2004,27(4):942-946.

[67]CHAMBERLAIN J J,RHINEHART A S,SHAEFER C F,et al. Diagnosis and managerment of diabetes:synopsis of the 2016 american diabetes association standards of medical care in diabetes[J]. Ann Intern Med,2016,164(8):542-552.

[68]ANIL H,GLENN M L,PETER H,et al. The managerment of diabetic foot:A clinical practice guideline by the society for vascular sugery in collaboration with the american podiatric medical associ-

ation and the society for vascular medicine[J]. J Vasc Surg,2016, 63(2):S3-S21.

[69] American Diabetes Association. Standards of medical care in diabetes[J]. Diabetes Care,2017,40(suppl 1):S1-S135.

[70] American Diabetes Association. Diagnosis and classification of diabetes mellitus[J]. Diabetes Care,2010,33(suppl 1):S62-S69.

[71] World Health Organization. Use of glycated haemoglobin (HbA1c) in the diagnosis of diabetes mellitus: abbreviated report of a WHO consultation[R]. Geneva:WHO,2011:1-25.

[72] YAMAGISHI S. Advanced glycation end products and receptor-oxidative stress system in diabetic vascular complication[J]. Ther Apher Dial,2009,13(6):534-539.

[73] LIU Y,MIN D,BOLTON T,et al. Increased matrix meltalloproteinase-9 predicts poor wound healing in diabetic foot ulcer[J]. Diabetes Care,2009,32(1):117.

[74] BAN C R,TWIGG S M,FRANJIC B,et al. Serum MMP-7 is increased in diabetic renal disease and diabetic diastolic dysfunction[J]. Diabetes Res Clin Pract,2010,87(3):335.

[75] YAMAGISHI S. Advanced glycation end products and receptor-oxidative stress system in diatetic vascular complication[J]. Ther Apher Dial,2009,13(6):534.

[76] American Diabetes Association. Clinical Practice Recommendations 2009[J]. Diabetes Care,2009,31(suppl 1):S12-S54.

[77] SAID G. Diabetic neuropathy-a review[J]. Nat Clin Pract Neurol, 2007,3(6):331-340.

[78] SIMA A A. New insights into the metabolic and molecular basis for diabetic neuropathy[J]. Cell Mol Life Sci,2003,60(11): 2445-2464.

[79] LIPSKY B A,BERENDT A R,DEERY H G,et al. Diagnosis and treatment of diabetic foot infections[J]. Clin Infect Dis,2006,39

(7):885-910.

[80]TERMAAT M F,RAIJMAKERS P G,SCHOLTEN H J,et al. The accuracy of diagnostic imaging for the assessment of chronic osteomyelitis:a systematic review and meta-analysis[J]. J Bone Joint Surg Am,2005,87(11):2464-2471.

[81]PALESTRO C J,MEHTA H H,PATEL M,et al. Marrow versus infection in the Charcot joint:indium-111 leukocyte and technetium-99m sulfur colloid scintigraphy[J]. J Nucl Med,1998,39(2):346-350.

[82]ALIABADI P, NIKPOOR N, ALPARSLAN L. Imaging of neuropathic arthropathy[J]. Semin Musculoskelet Radiol,2003,7(3):217-225.

[83]BOC S F,BRAZZO K,LAVIAN D,et al. Acute charcot foot changes versus osteomyelitis:dose Tc-99m HMPAO labeled leukocytes scan differentiate? [J]. Jam Podiatr Med Assoc,2001,91(7):365-368.

[84]SELLA E J, GROSSER D M. Imaging modalities of the diabetic foot[J]. Clin Podiatr Med Surg,2003,20(4):729-740.

[85]LEDERMANN H P,MORRISON W B. Differential diagnosis of pedal osteomyelitis and diabetic neuroarthropathy:MR imaging[J]. Semin Musculoskelet Radio,2005,9(3):272-283.

[86]AHMADI M E, MORRISON W B, CARRINO J A, et al. Neuropathic arthropathy of the foot with and without superimposed osteomyelitis:MR imaging characteristics [J]. Radiology, 2006, 238(2):622-631.

[87]BERENDT T,BYREN I. Bone and joint infection[J]. Clin Med, 2004,4(6):510-518.

[88]SCHWEITZER M E,MORRISON W B. MR imaging of the diabetic foot[J]. Radiol Clin North Am,2004,42(1):61-71.

[89]KEIDAR Z, MILITIANU D, MELAMED E, et al. The Diabetic

foot: initial experience with 18F-FDG PET/CT[J]. J Nucl Med, 2005,46(3):444-449.

[90] ALNAFLSI N, YUN M, ALAVI A. F-18 FDG positron emission tomography to differentiate diabetic osteoarthropathy from septic arthritis[J]. Clin Nucl Med,2001,26(7):638-639.

[91] RIDOLA C, PALMA A. Functional anatomy and imaging of the foot[J]. Ital J Anat Embryol,2001,106 (2):85-98.

[92] KANATLI U, YETKIN H, BOLUKBASI S. Evaluation of the Transverse metatarsal metatarsal arch of the foot with gait analysis[J]. Arch Orthop Trauma Surg,2003,123 (4):148-150.

[93] MOSCA V S. The cavus foot[J]. J Pediatr Orthop,2001,21(4): 423-424.

[94] TULLIS B L, MENDICINO R W, CATANZARITI A R, et al. The Cole midfoot osteotomy:a retrospective review of 11 procedures in 8 patients[J]. J Foot Ankle Surg,2004,43(3):160-165.

[95] SAMMARCO G J, TAYLOR R. Cavovarus foot treated with combined calcaneus and metatarsal osteotomies[J]. Foot Ankle Int, 2001,22(1):19-30.

[96] RODDY E, ZHANG W, DOHERTY M. Prevalence and associations of hallux valgus in a primary care population[J]. Arthritis Rheum, 2008,59(6):857-862.

[97] COUGHLIN M J, JONES C P. Hallux valgus:emographics,etiology,and radiographic assessment[J]. Foot Ankle Int,2007,28(7): 759-777.

[98] ROUKIS T S, SCHADE V L. Minimum-incision metatarsal osteotomies[J]. Clin Podiatr Med Surg,2008,25(4):587-607.

[99] LIPSKY B A, BERENDT A R, DEERY H G, et al. Diagnosis and treatment of diabetic foot infections[J]. Clin Infect Dis,2004,39 (1):885-910.

[100] GUL A, BASIT A, ALI SM, et al. Role of wound classification in

predicting the outcome of diabetic foot ulcer[J]. J Pak Med Assoc,2006,56(10):444-447.

[101] YOUNES N A,ALBSOUL A M. The DEPA scoring system and its correlation with the healing rate of diabetic foot ulcers[J]. J Foot Ankle Surg,2004,43(4):209-213.

[102] SCHAPER N C. Diabetic foot ulcer classification system for research purposes:a progress report on criteria for including patients in research studies[J]. Diabetes Metab Res Rev,2004,20 (suppl 1):90-95.

[103] STRAUSS M B,AKSENOV I V. Evaluation of diabetic wound classifications and a new wound score[J]. Clin Orthop Relat Res,2005, 439(439):79-86.

[104] BECKERT S,WITTE M,WICKE C,et al. A new wound-based severity scores for diabetic foot ulcers:A prospective analysis of 1000 patients[J]. Diabetes Care,2006,29(5):988-992.

[105] LAVERY L A,ARMSTRONG D G,WUNDERLICH R P,et al. Predictive value of foot pressure assessment as part of a population-based diabetes disease management program[J]. Diabetes Care,2003,26(4):1069-1073.

[106] CASELLI A, PHAM H, GIURINI J M, et al. The forefoot-to-rearfoot plantar pressure ratio is increased in severe diabetic neuropathy and can predict foot ulceration[J]. Diabetes Care,2002, 25(6):1066-1071.

[107] BURNFIELD J M,FEW C D,Mohamed O S,et al. The influence of walking speed and footwear on plantar pressures in older adults[J]. Clinical Bionmechanics,2004,19(1):78-84.

[108] SINGH N,ARMSTRONG D G,LIPSKY B A. Preventing foot ulcers in patients with diabetes[J]. JAMA,2005,293(2):217-228.

[109] International Diabetes Federation. Time to Act:Diabetes and Foot

Care[M]. Brussels:International Diabetes Federation,2005.

[110] BOULTON AJ, VILEIKYTE L, RAGNARSON-TENNVALL G, et al. The global burden of diabetic foot disease[J]. Lancet,2005, 366(9498):1719-1724.

[111] ARMSTRONG G, LAWRENCE S W, LAVERY A L, et al. Evaluation of removable and irremovable cast walkers in the healing of diabetic foot wounds:a randomized controlled trail[J]. Diabetes Care,2005,28(3):551-554.

[112] PATAKY Z, GOLAY A, FARAVEL L, et al. The impact of callosities on the magnitude and duration of plantar pressure in patients with diabetes mellitus. A callus may cause 18,600 nkilograms of excess plantar plantar press per day[J]. Diabetes Metab,2002, 28(5):356-361.

[113] MENZ H B, ZAMMIT G V, MUNTEANU S E. Plantar pressure are higher under callused regions of the foot in older people[J]. Clin Exp Dermatol,2007,32(4):375-380.

[114] SCIRE V, LEEPORATI E, TEOBALDI I, et al. Effectiveness and safty of using Podikon digital silicon padding in the primary prevention of neuropathic lesions in the forefoot of diabetic patients[J]. J Am Podiatr Med Assoc,2009,99(1):28-34.

[115] KO P H, HISIAO T Y, KANG J H, et al. Relationship between plantar pressure and soft tissue strain under metatarsal heads with different heel heights[J]. Foot Ankle Int,2009,30(11): 1111-1116.

[116] JAKSON L, BINNING J, POTTER J. Plantar pressures in rheumatoid arthritis using prefabricated metatatsal padding[J]. J Am Podiatr Med Assoc,2004,94(3):239.

[117] PLLO F E, BRODSKY J W, CRENSHAW S J, et al. Plantar pressure in fiberglass total contact casts vs. a new diabetic walking boot[J]. Foot Ankle Int,2003,24(1):45-49.

[118] BAUMAUER J F, WERVEY R, MCWILLIAMS J, et al. A comparisom study of plantar foot pressure in a standardized shoe, total contact cast, and prefabricated peneumatic walking brace[J]. Foot Ankle Int, 1997, 18(1):26-31.

[119] TSUNG B Y, ZHANG M, MAK A F, et al. Effectiveness of insoles on plantar pressure redistribution[J]. Journal of Rehabilitation & Development, 2004, 41(6A):767.

[120] PITEI D L, FOSTER A, EDMONDS M. The effect of regular callus removal on foot pressure[J]. J Foot Ankle Surg, 1999, 38(4):251-255.

[121] van Schie C H, Rawat F, Boulton A J. Reduction of plantar pressure using a prototype pressure-relieving dressing[J]. Diabetes Care, 2005, 28(9):2236-2237.

[122] JEFFCOATE W J, GAME F L, PRICE P E. Off-loading in trails of neuropathic diabetic foot ulceration[J]. Diabetes Care, 2004, 27(2):635-636.

[123] VAN G H, JACQUEMINET S, SINEY H, et al. Nonremovable, windowed, fiberglass cast boot in the treatment of diabetic plantar ulcers[J]. Diabetes Care, 2003, 26(10):2848-2852.

[124] LAVERY L A, BARANOSKI S, AYELLO E A. Options for off-loading the diabetic foot[J]. Advances in Skin & Wound Care, 2004, 17(4):181-186.

[125] LEUNG H B, HO Y C, WONG W C, et al. Seasonal variations in non-traumatic major lower limb amputation in hong kong chinese diabetic patients[J]. Hong Kong Med J, 2007, 13(5):379.

[126] BUS S A, ULBRECHT J S, CAVANAGH P R. Pressure relief and load redistribution by custom-made insoles in diabetic patients with neurophathy and foot deformity[J]. Clinical Biomechanics, 2004, 19(6):629-638.

[127] KATZ I A, ARMSTRONG D G, HARLAN A, et al. A randomized

trail of two irremovable off-loading devices in the management of plantar neuropathic diabetic foot ulcers[J]. Diabetes Care,2005, 28(3):555-559.

[128] PETRE M, KOSTAR D, TOKAR P. Revisiting the total contact casts[J]. Diabetes Care,2005,28(4):929-930.

[129] BREM H,SHEEHAN P,ROSENBERG H. Evidence-based protocol for diabetic foot ulcers[J]. Plastic and Reconstructive Surgery, 2006,117(7 Suppl):193S-209S.

[130] WU S C,ARMSTRONG D G. The role of activity,adherence,and off-loading on the healing of diabetic foot wounds[J]. Plastic and Reconstructive Surgery,2006,17(7 Suppl):248S-253S.

[131] BOULTON A J. Pressure and the diabetic foot:clinical science and offloading techniques[J]. The American Journal of Surgery, 2004,187(5):S17-S24.

[132] Grouios G. Footedness as a potential factor that contributes to the causation of corn and callus formation in lower extremities of physically active individuals[J]. The Foot,2005,15(3):154-162.

[133] SLATER R A, HERSHKOWITZ I, RAMOT Y, et al. Reduction of digital plantar plessure by debridement and silicone orthosis [J]. Diabetes Reasearch and Clinical Practice,2006,74(3): 263-266.

[134] LECHLEITNER M,ABRAHAMIAN H,FRANCESCONI C,et al. The diabetic foot[J]. Wien Klin Wochenschr,2016,128(Suppl 2):80-84.

[135] BACARIN T A,PEREIRA C S,SACCO I C N. Effect of usual versus therapeutic shoes in the decrease of plantar pressure in diabetic neuropathic subjects[J]. Abstracts/Clinical Biomechanics,2008,23(5):687-688.

[136] NISHIDE K, NAGASE T, OBA M, et al. Ultrasonographic and

thermographic screening for latent inflammation in diabetic foot callus[J]. Diabetes Research and Clinical Practice,2009,85(3):304-309.

[137]PATONA J,BRUCE G,JONES R,et al. Effectiveness of insoles used for the prevention of ulceration in the neuropathic diabetic foot:a systematic review[J]. Journal of Diabetes and Its Complications,2011,25(1):52-62.

[138]ZALACAIN A,RUIZ L,RAMIS G,et al. Podiatry care and amorolfine:An effective treatment of foot distal onychomycosis[J]. The Foot,2006,16(3):149-152.

[139]SCHER R K,TAVAKKOL A,SIGURGEIRSSON B,et al. Onychomycosis:Diagnosis and definition of cure[J]. Journal of the American Academy of Dermatology,2007,56(6):939-944.

[140]PIRACCINI B M,RECH G,TOSTI A. Photodynamic therapy of onychomycosis caused by Trichophyton rubrum[J]. Journal of the American Academy of Dermatology,2008,59(5):75-76.

[141]ARANEGUI B,GARCIA-DOVAL I,CRUCES M. Dermatologists Approach to Lesions Suggestive of Onychomycosis of the Toenails[J]. Actas Dermo-Sifiliograficas (English Edition),2009,100(4):342-343.

[142]OLIVERIO W,LUCIO V C,ESPERANZA W. Onychomycosis[J]. Clinics in Dermatology,2010,28(2):151-159.

[143]PIRACCINI B M,SISTI A,TOSTI A. Long-term follow-up of toenail onychomycosis caused by dermatophytes after successful treatment with systemic antifungal agents[J]. Journal of the American Academy of Dermatoloyy,2010,62(3):411-414.

[144]RD D C,JELLINEK N J. Commentary:The illusory tinea unguium cure[J]. J Am Acad Dermatol,2010,62(3):415-417.

[145]AL-NAMMARI S S,TIMOTHY T,AFSIE S. A Surgeon's guide to advances in the pharmacological management of acute charcot

neuroarthropathy[J]. Foot Ankle Surg,2013,19(4):212-217.

[146]SANDERS L J. The Charcot foot:historical perspective 1827 –
2003[J]. Diabetes Metab Res Rev,2004,20(Suppl 1):S4- S8.

[147]PANENI F,BECKMAN J A,CREAGER M A,et al. Diabetes and
vascular disease: pathophysiology, clinical consequences,
and medical therapy:part I[J]. Eur Heart J,2013,34(31):
2436-2443.

[148]JOHNSON J,KLEIN S E,BRODSKY J E. Diabetes. In:Coughlin
M,Saltzman C,Anderson RB,editors. Mann's surgery of the foot
and ankle[M]. 9th ed. Philadelphia:Elsevier,2014.

[149]HASTINGS M K,JOHNSON J E,STRUBE M J,et al. Progression
of foot deformity in charcot neuropathic osteoarthropathy[J]. J
Bone Joint Surg Am,2013,95(13):1206-1213.

[150]SAMMARCO V J. Superconstructs in the treatment of charcot
foot deformity:plantar plating,locked plating,and axial screw fi
xation[J]. Foot Ankle Clin,2009,14(3):393-407.

中英文名词对照

^{111}铟-肟化物(indium-111 oxime)

^{67}镓-柠檬酸(gallium-67 citrate)

^{99m}锝-硫胶体(^{99m}Tc-sulfur colloid)

^{99m}锝-六甲基丙二基胺肟(^{99m}Tc-hexamethyl propanediamine oxime, ^{99m}Tc-HMPAO)

^{99m}锝-亚甲二磷酸盐(^{99m}Tc-methylenediphosphonate, ^{99m}Tc-MDP)

C反应蛋白(C-reactive protein, CRP)

X射线计算机断层成像(X-ray computed tomography, X-CT)

白细胞介素-6(interleukin-6, IL-6)

摆动期(swing phase)

表皮切取系统(epidermal harvesting system)

彩色多普勒超声(color Doppler ultrasound)

彩色多普勒血流显像(color Doppler flow imaging, CDFI)

餐后2 h血糖(2-hour postprandial blood glucose, 2hPG)

承受最大力(maximum force)

磁共振成像(magnetic resonance imaging, MRI)

磁共振血管造影(magnetic resonance angiography, MRA)

蛋白基因产物(protein gene product 9.5, PGP 9.5)

定量感觉检查(quantitative sensory testing, QST)

泛素羧基末端水解酶-1(ubiquitin carboxyl terminal hydrolase-1, UCH-L1)

感觉(sensation)

感染(infection)

高弓足(pes cavus)

骨和白细胞的扫描（bone and leukocyte scanning）

灌注（perfusion）

国际糖尿病足工作组（International Working Group on the Diabetic Foot, IWGDF）

核因子 κB 受体活化剂配体（receptor activator of nuclear factor kappa B ligand, RANKL）

红细胞沉降率（erythrocyte sedimentation rate, ESR）

踝肱指数（ankle-brachial index, ABI）

吉兰-巴雷综合征（Guillain-Barré syndrome）

计算机断层扫描血管造影（computed tomography angiography, CTA）

甲癣（tinea unguium）

降钙素基因相关肽（calcitonin-gene-related peptide, CGRP）

降钙素原（procalcitonin, PCT）

接触面积（contact area, CA）

接触期（contact phase）

接触时间（contact time, CT）

近端关节固定角（pmximal articular set angle, PASA）

经皮氧分压（transcutaneous oxygen pressure, $TcPO_2$）

聚对苯二甲酸丙二酯纤维（polytrimethylene terephthalate fiber, PTT）

空腹血糖调节受损（impaired fasting glucose regulation, IFG）

口服葡萄糖耐量试验（oral glucose tolerance test, OGTT）

拉杆式皮肤伤口扩展器（skin stretching device, SSD）

美国血管外科协会（American Vascular Surgery Association, SVS）

踇趾外翻（hallux valgus）

踇趾活动受限（hallux limitus）

踇趾外翻角（hallux valgus angle, HVA）

内皮型一氧化氮合酶（endothelial nitric oxide synthase, eNOS）

欧洲伤口管理协会（European Wound Management Association, EWMA）

泡沫垫（foam pad）

胼胝（callosity）

平足症（flat foot）

葡萄糖耐量试验（glucose tolerance test，GTT）

人类免疫缺陷病毒（human immunodeficiency virus，HIV）

深度（depth）

神经传导检查（nerve conduction study，NCS）

神经传导速度（nerve conduction velocity，NCV）

神经生长因子（nerve growth factor，NGF）

世界卫生组织（World Health Organization，WHO）

数字减影血管造影（digital subtraction angiography，DSA）

糖化血红蛋白（glycated hemoglobin，GHb）

糖化血红蛋白 A1c（glycated hemoglobin A1c，GHbA1c）

糖耐量减低（impaired glucose tolerance，IGT）

糖尿病（diabetes mellitus，DM）

糖尿病脂性渐进性坏死（diabetic lipoidic necrobiosis）

糖尿病周围神经病变（diabetic peripheral neuropathy，DPN）

糖尿病自主神经病变（diabetic autonomic neuropathy，DAN）

糖尿病足（diabetic foot，DF/ diabetes mellitus foot，DMF）

糖尿病足治疗与预防的国际临床共识（International Clinical Consensus on the Treatment and Prevention of Diabetic Foot，ICDF）

体重指数（body mass index，BMI）

推进期（propulsion phase）

脱氧核糖核酸（deoxyribonucleic acid，DNA）

外周血管病变（peripheral vascular disease，PVD）

下肢动脉血管病变（lower extremity arterial disease，LEAD）

夏科关节（Charcot joint）

限制性片段长度多态性（restriction fragment length polymorphism，RFLP）

心血管疾病（cardiovascular disease，CVD）

血清淀粉样蛋白 A（serum amyloid A protein，SAA）

血糖（blood glucose, Glu）

血小板（platelet, PLT）

压力曲线（barogram）

压力–时间积分（pressure-time integrals, PTIs）

摇椅足（rocker-bottom feet）

远端关节固定角（distal articular set angle, DASA）

振动觉阈值（vibration perception thresholds, VPT）

正电子发射断层成像（positron emission tomography, PET）

跖骨间角（inter metatarsal angle, IMA）

趾肱指数（toe brachial index, TBI）

肿瘤坏死因子-α（tumor necrosis factor-α, TNF-α）

周围动脉疾病（peripheral arterial disease, PAD）

姿态期（stance phase）

姿态中期（mid stance phase）

足后部（hindfoot）

足前部（forefoot）

足中部（midfoot）

最大峰值压力（peak pressure of maximum pressure picture, MPP）

—